PFLANZEN HEILKUNDE

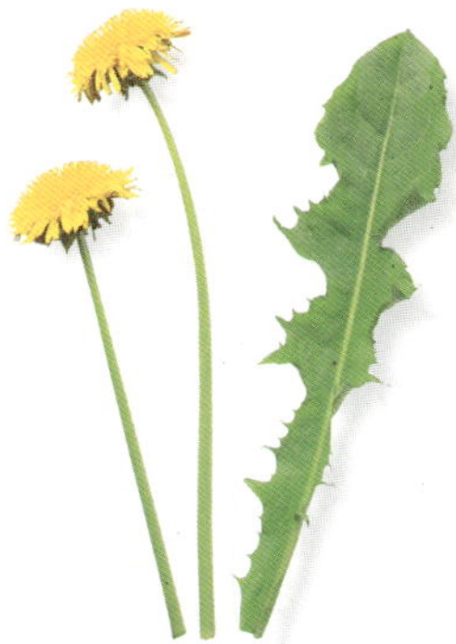

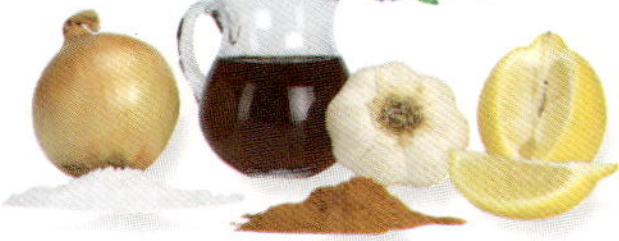

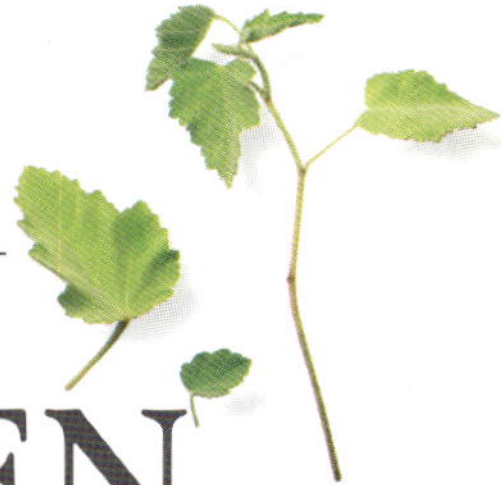

ALTERNATIVE HEILKUNDE

PFLANZEN HEILKUNDE

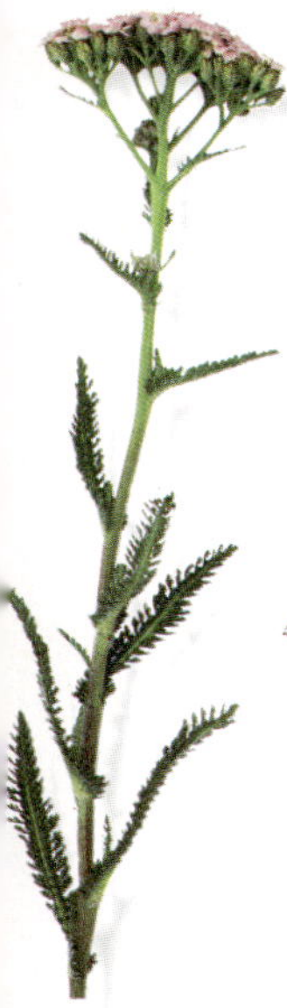

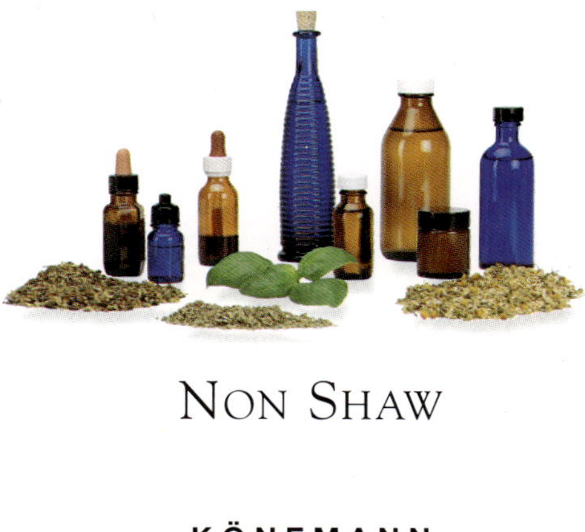

NON SHAW

KÖNEMANN

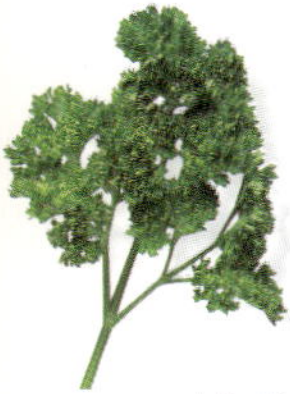

Originaltitel: Herbal Medicine

Könemann Verlagsgesellschaft mbH
Bonner Str. 126, D-50968 Köln
Übersetzung aus dem Englischen:
Wolfgang Beuchelt (für Birgit Beyer)
Koordination und Satz: Birgit Beyer
Redaktion: Ralph Henry Fischer
(für Birgit Beyer)
Fachliche Beratung: H.-B. Hannebohn
(für Birgit Beyer)

Projektleitung:
Sylvia Hecken
Assistenz: Marten Brandt
Herstellungsleitung:
Detlev Schaper
Assistenz:
Ursula Schümer
Druck und Bindung:
Sing Cheong
Printing Co., Ltd.
Printed in Hong Kong,
China

ISBN
3-8290-2052-X
10 9 8 7 6 5 4 3 2 1

DANKSAGUNG:
Der Verlag dankt für die Überlassung von Abbildungen:
Bridgeman Art Library: 6 o., 6 u., 7, 8 o.;
Garden Picture Library: 6 l., 17 u., 21 o., 22 o., 24 r., 27, 29 M., 31 o.r., 37 o., 38 o., 41 o.l.

Besonderer Dank an: Lily Adams, Natasha Gray, Julia Holden, Natalie Jerome, Darren Law, Anna Rawson, Lesley und Sammy Thomas für Hilfe bei den Fotografien.

WICHTIGER HINWEIS:

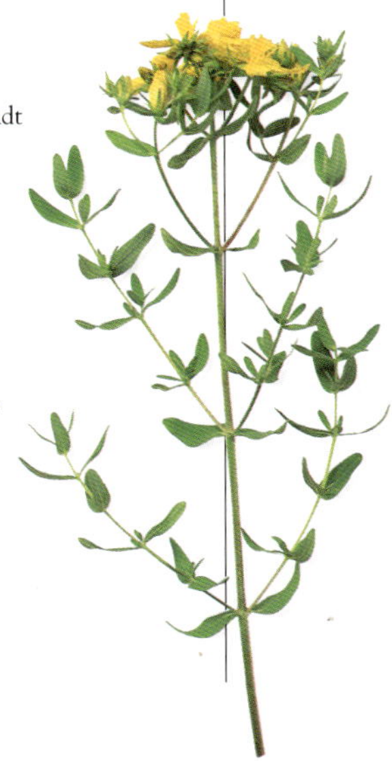

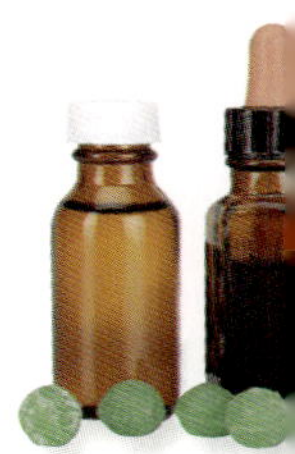

Inhalt

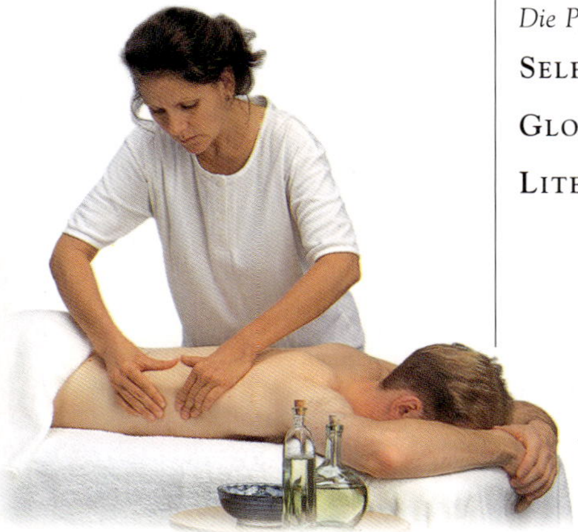

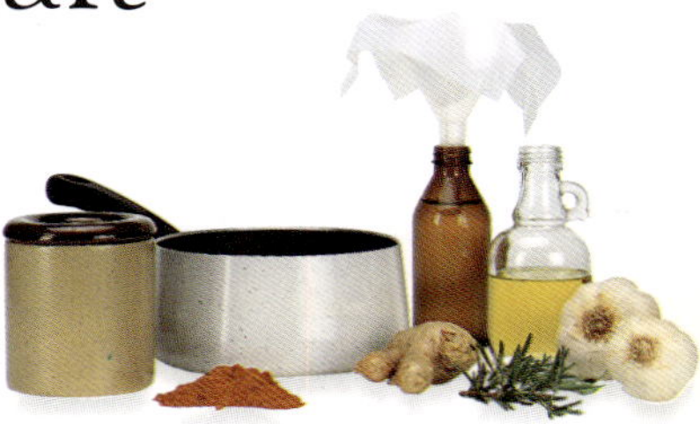

Was ist Pflanzenheilkunde?

In der Pflanzenheilkunde (Phytotherapie) werden Pflanzen als Arzneien eingesetzt. Auch zahlreiche konventionelle Medikamente haben ihren Ursprung in Pflanzenextrakten, aber Phytotherapeuten sind überzeugt, daß die ganze Pflanze eine ausgewogenere und langfristig wirksamere Medizin ergibt.

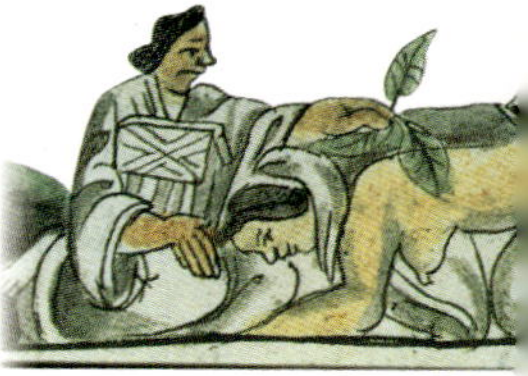

OBEN: ***Eine Aztekin legt nach einer Geburt Kräuter auf.***

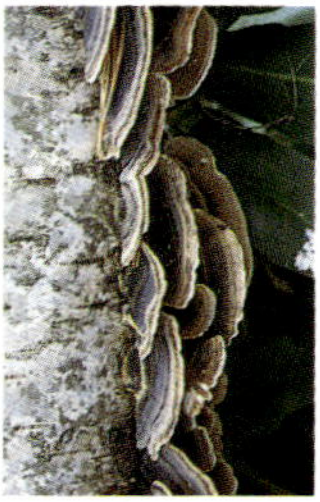

OBEN: ***Der desinfizierende Birkenporling wird seit der Steinzeit verwendet.***

Die Pflanzenheilkunde ist sicher die älteste medizinische Disziplin. Die Jäger und Sammler in vorgeschichtlicher Zeit machten zunächst keinen Unterschied zwischen Nahrung und Medizin. Die verfügbaren Pflanzen wurden je nach Bedarf gepflückt. Die Sättigung des Hungers war dabei ein tägliches Bedürfnis, während ein blutstillendes Antiseptikum oder ein adstringierendes Mittel gegen Durchfall nur gelegentlich benötigt wurde. Mit dem Seßhaftwerden wurden schließlich auch die gängigen Nahrungsmittelpflanzen von Bauern kultiviert. Das Wissen von den Heilpflanzen aber wurde einer bestimmten Person oder Familie übertragen, weisen Frauen,

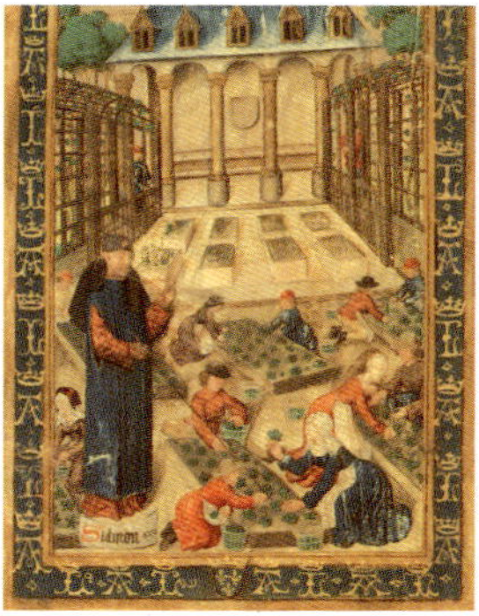

OBEN: ***Ein französisches Manuskript aus dem 15. Jh., das einen Kräutergarten zeigt.***

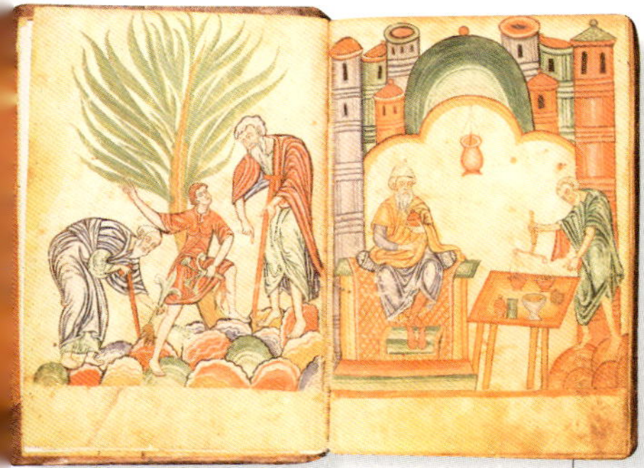

OBEN: ***Über Jahrhunderte wurde Heilwissen in oft reich illustrierten Fibeln überliefert.***

Heilern, Schamanen und schließlich Pflanzenheilkundigen und Ärzten. Sie bewahrten das Heilwissens und gaben es weiter.

Die Pflanzenheilkunde war schon immer in zwei große Bereiche aufgeteilt: in Hausmittel und professionelle Heilmittel. Die Hausarzneien eignen sich für Erste Hilfe, zur Behandlung kleinerer Unpäßlichkeiten und zur Pflege Kranker. Die professionellen Heilmittel sind dagegen hochspezialisiert, umfassen viele stark wirkende und seltene Pflanzen und erfordern hohe Fertigkeiten in der Diagnose und Behandlung.

Es gibt zahlreiche historische Zeugnisse für die Verwendung pflanzlicher Arzneien. »Ötzi«, jener Steinzeitmann, den man vor einigen Jahren in den Alpen entdeckte, hatte unter anderem zwei kleine Stücke Birkenporling bei sich. Der Birkenporling wird auch heute noch zur Blutstillung und Desinfektion verwendet. Und die Benediktinerin Hildegard von Bingen kannte bereits im 11. Jh. sechs verschiedene Arten heilkräftiger Pilze, unterhielt einen großen Heilkräutergarten und importierte sogar Kräuter aus dem Orient. Ihre Aufzeichnungen zählen zu den ältesten Dokumenten der deutschen Volksmedizin.

PHYTOTHERAPIE

Die Pflanzenheilkunde nutzt die heilkräftigen Eigenschaften von Pflanzen zur Erhaltung und Wiederherstellung der Gesundheit. Pflanzenheilkundige glauben wie die meisten ganzheitlich orientierten Therapeuten, daß wir alle über eine Heilenergie verfügen, die sie *Lebenskraft* nennen. Sie ist für unsere physische, mentale und seelische Gesundheit verantwortlich. Pflanzliche Arzneien stimulieren diese Kraft zur Selbstheilung.

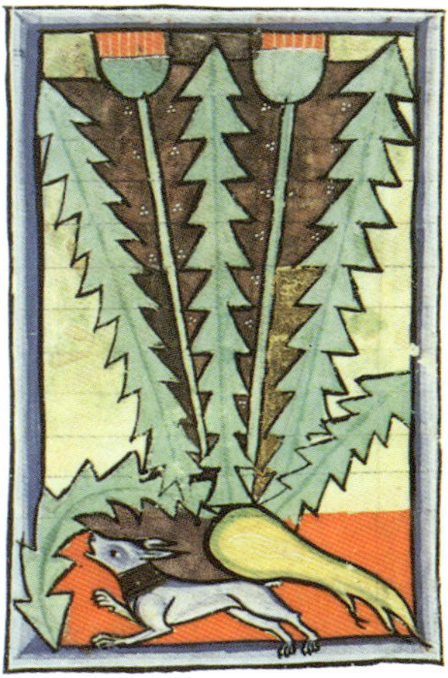

OBEN: ***Das Pflanzenwissen ist grenzüberschreitend. Diese Heilpflanze findet sich in der lateinischen Übersetzung eines griechischen Kräuterbuchs.***

Zwangsläufig hat sich auf dem Land die Pflanzenheilkunde sehr viel länger erhalten als in der Stadt. Ländliche Adelshöfe waren ebenso wie Dorfgemeinschaften bis ins 20. Jh. hinein geschlossene Gesellschaften von Menschen, die hauptsächlich von dem lebten, was sie selbst anbauten und verarbeiteten. Allenfalls exotische Waren wie Zucker und Rosinen wurden von außerhalb besorgt. Die Frauen notierten ihre Rezepturen, unter denen sich Heilmittel für Wunden und Fieber, Techniken zum Einfärben von Stoffen oder Rezepte für die Seifenherstellung und die Haltbarmachung von Obst befanden. Die Arzneien waren Teil des täglichen Lebens. Nach einem Arzt wurde nur im äußersten Notfall geschickt.

Ein sehr bekannter englischer Arzt war der mit der Tochter William Shakespeares verheiratete John Hall, der ein pflanzliches Heilmittel gegen die Vitamin-Mangelerkrankung Skorbut entwickelte.

PFLANZEN IM TÄGLICHEN LEBEN

Isolierte Lebensgemeinschaften müssen sich meist selbst versorgen. Die englischen Pilgerväter etwa nahmen viele Kräuter und Heilpflanzen mit nach Amerika. Der Wegerich wurde von den Eingeborenen »Engländerfuß« genannt, weil er überall dort wuchs, wo die Siedler sich niederließen. Auch im modernen Leben spielen Pflanzen eine wesentliche Rolle, von der Textilfarbe bis zum Papier.

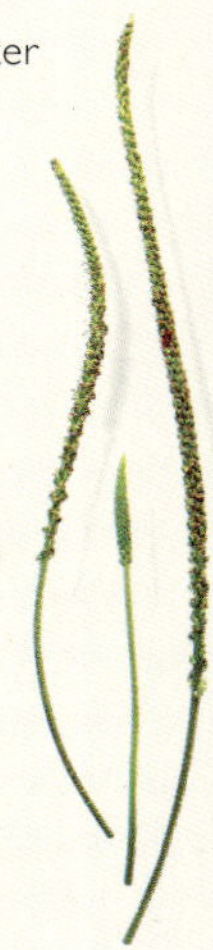

WEGERICH

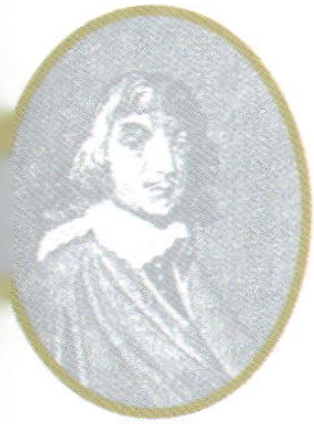

OBEN: ***Nicholas Culpeper war ein berühmter Kräuterheilkundiger des 16. Jhs. Er schrieb das berühmte Buch »The Complete Herbal«.***

Viele der großen Pflanzen- und Kräuterbücher wurden schon vor mehr als 300 Jahren von Pflanzenheilkundigen geschrieben.

Nach wie vor sind Ursachen und Wirkungsweisen pflanzlicher Arzneien weitgehend unbekannt und unerforscht. Allerdings untermauert die moderne Wissenschaft bisweilen phytotherapeutische Heilerfolge; so wirkte etwa die althergebrachte Methode, eine Wunde mit verschimmeltem Brot zu behandeln, wie eine Penizillingabe oder das Trinken von Stutenurin gegen Unfruchtbarkeit wie eine moderne Hormonsubstitutionstherapie. Wer Pflanzen benutzt, steht also in einer uralten Tradition.

Pflanzen lassen sich nicht allein als wirkungsvolle Medikamente, sondern vor allem auch als stärkende und vorbeugende Mittel einsetzen, die für ein anhaltendes Wohlbefinden sorgen können. Dieses kleine Buch will Sie mit den verschiedenen Anwendungsmöglichkeiten vertraut machen.

Wo Kräuter eingesetzt werden

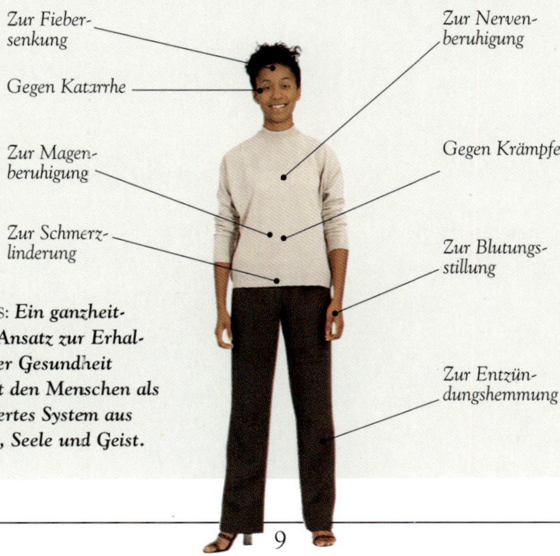
Zur Fiebersenkung
Gegen Katarrhe
Zur Magenberuhigung
Zur Schmerzlinderung
Zur Nervenberuhigung
Gegen Krämpfe
Zur Blutungsstillung
Zur Entzündungshemmung

RECHTS: ***Ein ganzheitlicher Ansatz zur Erhaltung der Gesundheit begreift den Menschen als integriertes System aus Körper, Seele und Geist.***

Wirksamkeit

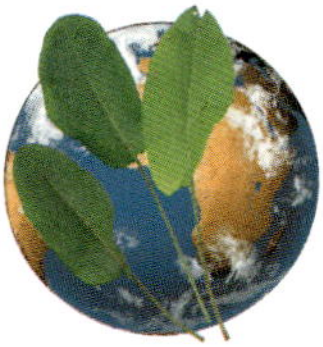

Mit pflanzlichen Mitteln, direkt aus dem Garten der Natur, können wir für unser Wohlbefinden selber sorgen. Ihr therapeutischer Einsatz erfordert allerdings einen geschulten Experten.

OBEN: ***Pflanzliche Heilmittel sind umweltverträglich.***

Immer mehr Menschen wenden sich natürlichen Heilmitteln zu, weil sie Angst vor den Gefahren und Nebenwirkungen synthetischer Medikamente haben und die großen, profitorientierten multinationalen Pharma-Konzerne ablehnen. Sie sehen Pflanzen als eine reinere, sicherere Alternative an und schätzen sie als eine zuverlässig nachwachsende Ressource. Doch Vorsicht! Pflanzen sind äußerst potente Heilmittel, und der Umgang mit ihnen erfordert Erfahrung und Zurückhaltung.

UNTEN: ***Das Molekularmodell der Zitronensäure, einem Bestandteil von Zitrusfrüchten***

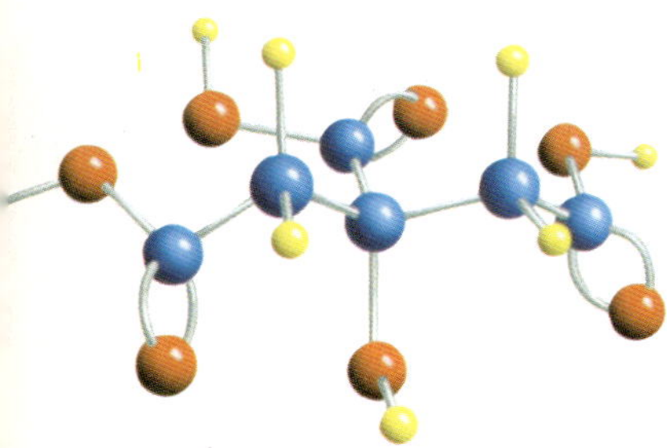

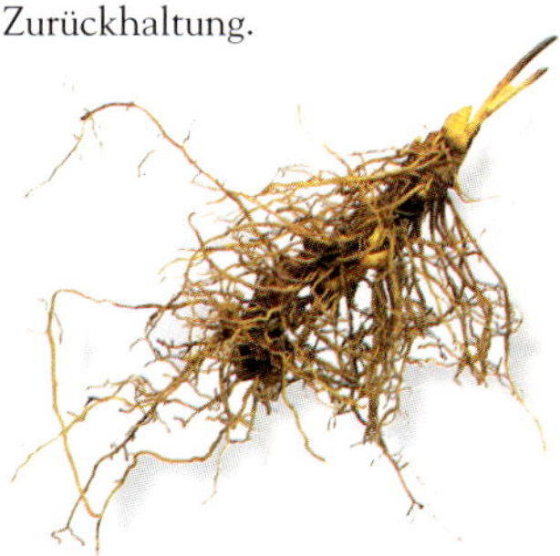

OBEN: ***Die Kanadische Gelbwurzel enthält Alkaloide, ätherische Öle und Harz. Sie hilft bei Katarrhen und Verdauungsstörungen.***

BIOLOGISCHER ANBAU

Bedenken Sie vor dem Kauf heilender Pflanzen, daß auch sie, wenn sie als Monokultur unter Einsatz von Pestiziden und Dünger angebaut werden, nur mit Vorsicht zu genießen sind. Kaufen Sie also möglichst Pflanzen aus kontrolliertem biologischen Anbau.

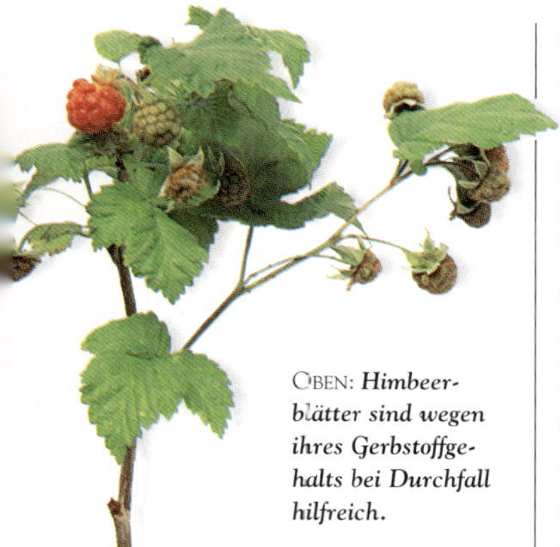

OBEN: ***Himbeerblätter sind wegen ihres Gerbstoffgehalts bei Durchfall hilfreich.***

Die Schulmedizin zielt oft mit einem einzigen, isolierten Wirkstoff auf eine ganz bestimmte Schwachstelle. Kräuter hingegen stärken den gesamten Körper, um ihn in die Lage zu versetzen, sich selbst zu heilen. Sie beinhalten eine Vielzahl von Stoffen, die auf komplexe Weise schützend und unterstützend zusammenwirken. Die Pfefferminze z.B. ist zugleich eine Verdauungshilfe, ein Krampflöser, ein mildes und wärmendes Stimulans und ein abschwellendes Mittel. Sie behebt Blähungen, entspannt den Darm, lindert Koliken und hebt die Stimmung. Erscheint Ihnen diese Beschreibung widersprüchlich, dann sollten Sie sich einmal eine Tasse starken Pfefferminztee zubereiten. Lassen Sie ihn in einem zugedeckten Gefäß ziehen und genießen Sie dann seine volle Wirkung – vom ersten Dampfwölkchen, das die Nasenschleimhaut abschwellen läßt, über die entspannende Wärme im Magen bis hin zu jenem Wohlgefühl geistiger Klarheit, das sich schließlich einstellen wird.

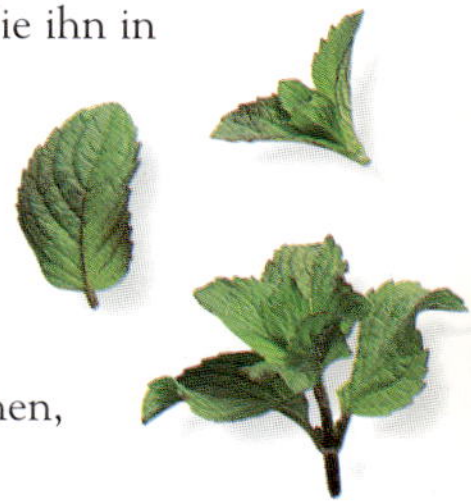

OBEN: ***Pfefferminze ist ein vielseitiges Kraut. Vor allem beruhigt sie hervorragend den Magen.***

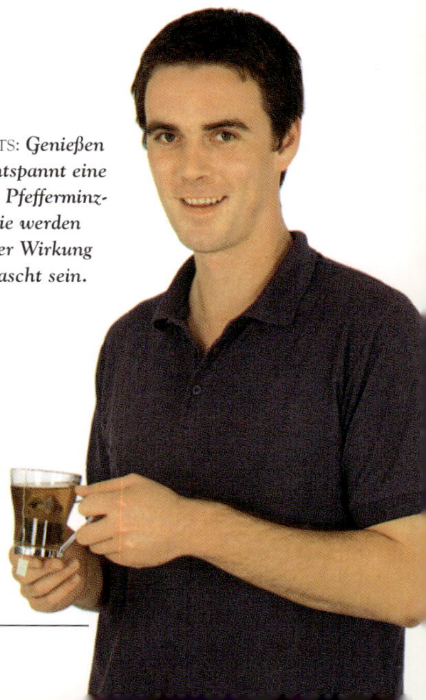

RECHTS: ***Genießen Sie entspannt eine Tasse Pfefferminztee. Sie werden von der Wirkung überrascht sein.***

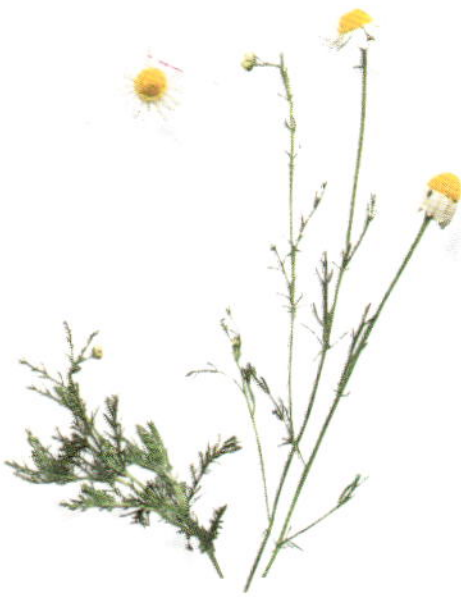

Arzneien zubereiten

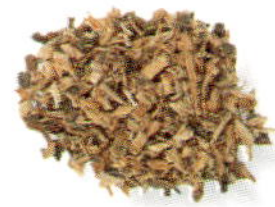

WEID RINDE

Die Art der Anwendung pflanzlicher Arzneien hängt sowohl von der jeweiligen Pflanze als auch von der speziellen Erkrankung ab.

OBEN: ***Kamille ist als sanftes Kraut für Kinder geeignet. Kamillentee unterstützt die Verdauung.***

AUFGÜSSE (TEES)

Da der menschliche Körper eine große Affinität zu Wasser besitzt, sind Aufgüsse, vor allem für Kinder und Geschwächte, besonders gut verträglich.

Die Grundlage für Aufgüsse sind in erster Linie Blätter oder Blüten, etwa Schafgarbe, Pfefferminze, Brennessel oder Kamille. Auch Samen und Wurzeln können verwendet werden, müssen aber doppelt so lange ziehen.

DIE ZUBEREITUNG EINES AUFGUSSES

- Nehmen Sie 1 TL getrocknete oder 2 TL frische gehackte Kräuter auf 1 Tasse Wasser. Benutzen Sie ein geschlossenes Gefäß. Man kann auch Teebeutel verwenden, für die medizinische Anwendung sind jedoch frische, lose Kräuter besser geeignet.
- Dosierung: 3 Tassen pro Tag zur Langzeitanwendung. Bis zu 6 Tassen pro Tag für akute Beschwerden wie Grippe.
- Kräuter sind komplexe Heilmittel: lassen Sie ihnen Zeit, um ihre volle Wirkung zu entfalten.

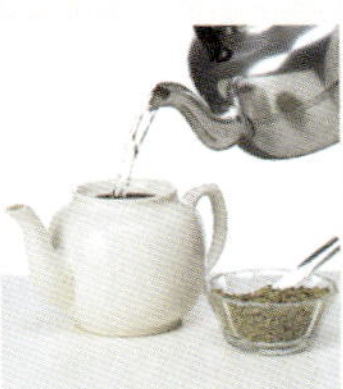

1 Kochendes Wasser auf die Kräuter geben.

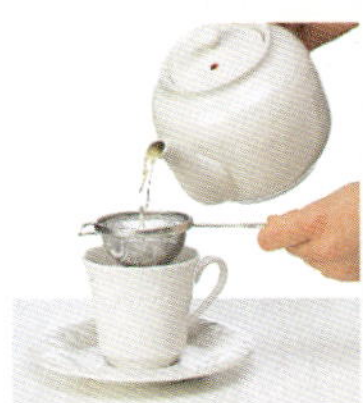

2 Nach 5 Minuten durch ein Sieb gießen und trinken.

DEKOKT

Wurzeln, Rinden und Samen, werden abgekocht. Lassen Sie dazu 25 g (bzw. die verordnete Menge) Pflanzenteile in 500 ml Wasser etwa 10 Minuten sanft kochen, gießen Sie dann die Brühe (das Dekokt) durch ein Sieb.

- Dosierung: 3–6mal täglich ½ Tasse.

ZUBEREITUNG EINES DEKOKTS

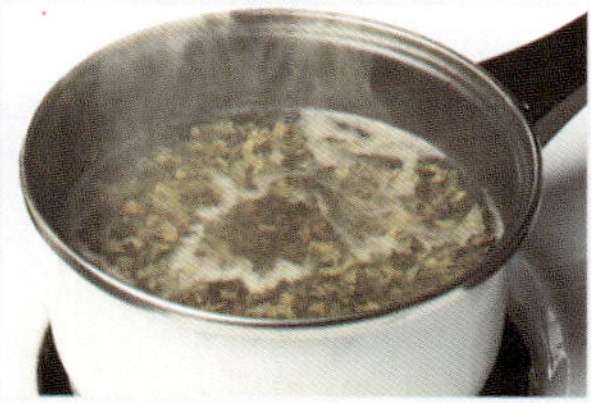

1 Die Pflanzenteile 10 Minuten zugedeckt köcheln lassen.

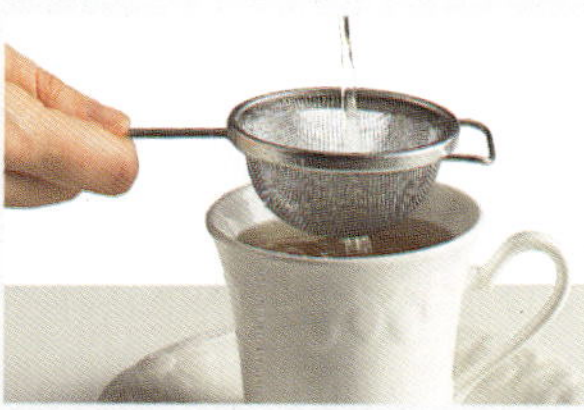

2 Das Dekokt heiß durch ein Sieb gießen und innerhalb weniger Tage aufbrauchen.

SIRUP

Lassen Sie ein Dekokt langsam bei geringer Hitze auf ein Achtel seines Volumens einkochen. Lösen Sie dann zum Eindicken unter Rühren Zucker in der Flüssigkeit auf (1 kg auf 500 ml). In sterilisierten Flaschen, an einem kühlen Ort gelagert, hält sich Sirup einige Monate frisch.

- Dosierung: 3–6mal täglich 1 TL.

SIRUP FÜR KINDER

Nehmen Sie für Kinder über sieben Jahre die Hälfte der angegebenen Dosen und bei Kindern zwischen fünf und sieben Jahren ein Viertel. Kleinkinder erhalten nur einen Teelöffel, sofern der Therapeut nichts anderes verordnet hat.

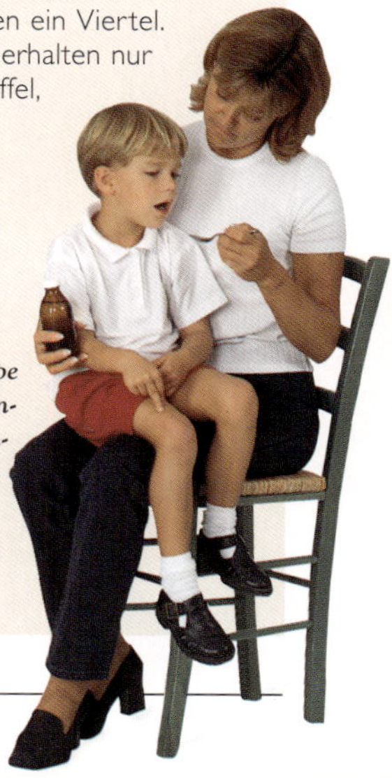

RECHTS: ***Sirupe sind ein besonders schmackhafter Weg, Kinder für pflanzliche Arzneien zu gewinnen.***

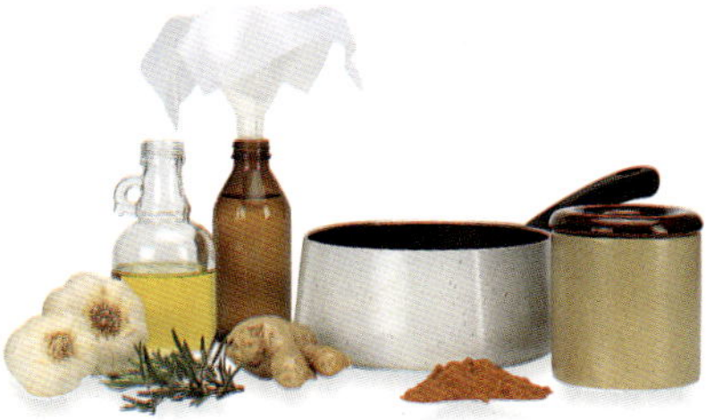

OBEN: ***Utensilien: Topf, Gefäß, Flaschen, Filter, Öl und Kräuter***

ÖLAUSZÜGE

Öle finden vor allem bei Massagen und Einreibungen Anwendung. Nehmen Sie ein kleines Gefäß mit Deckel aus Keramik oder rostfreiem Stahl. Hacken Sie genügend Kräuter für zwei Füllungen und geben Sie zunächst die Hälfte in das Gefäß. Bedecken Sie die Kräuter mit Oliven- oder Sonnenblumenöl.

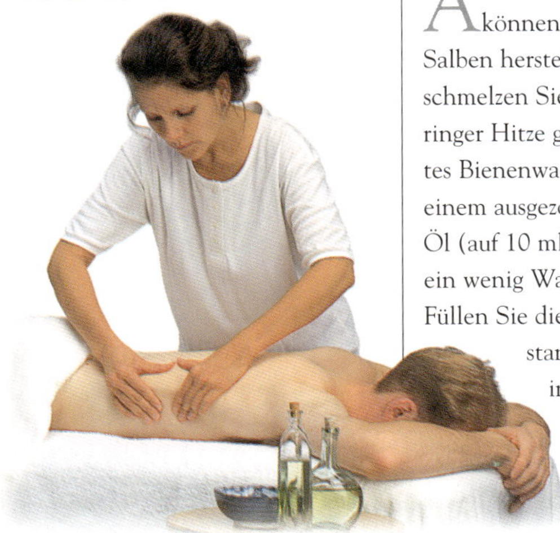

Stellen Sie das Gefäß in einen großen Topf, den Sie bis zur halben Höhe des Gefäßes mit Wasser füllen. Zum Kochen bringen und zwei Stunden köcheln lassen. Achten Sie darauf, daß der Topf nicht trockenkocht. Abkühlen lassen, dann das Öl durch einen Filter gießen und auffangen. Nun die restlichen Kräuter in das Gefäß geben, mit dem aufgefangenen Öl übergießen und den Koch- und Filtriervorgang wiederholen. Das Abkochen der Kräuter setzt ihre ätherischen Öle frei. Sie erhalten so ein Öl doppelter Stärke, das sich einige Monate hält.

SALBEN

Aus Ölauszügen können Sie leicht Salben herstellen. Dazu schmelzen Sie bei geringer Hitze geraspeltes Bienenwachs in einem ausgezogenen Öl (auf 10 ml Öl nur ein wenig Wachs). Füllen Sie die entstandene Salbe direkt in kleine Tiegel ab, die Sie in Apotheken erhalten.

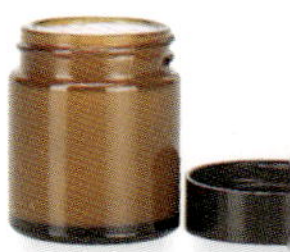

OBEN: ***Kräutersalben können Si mit Bienenwach gut selbst herstellen.***

MASSAGEÖLE

Alle Ölauszüge wärmen und nähren die Haut und bieten eine ideale Grundlage für Massageöle. Auch reine ätherische Öle können zu Massageölen verarbeitet werden, sollten aber niemals pur auf die Haut aufgebracht werden. Man erhält sie in gut sortierten Reformhäusern. Zur Herstellung eines Massageöls geben Sie 20–30 Tropfen ätherisches Öl auf 50 ml Trägeröl. Schütteln Sie die Mischung gut und füllen Sie sie dann in Flaschen ab. Überschreiten Sie das Mischungsverhältnis nicht! Als Trägeröle eignen sich u. a. Mandelöl und Kräuteröle.

WEITERE ANWENDUNGEN

Aufgüsse und Dekokte können vielfältig lokal angewandt werden:

• Waschungen – den Tee oder das Dekokt direkt auf die Haut auftragen und trockentupfen.

• Bäder – doppelt verdünnten Tee verwenden. Steife Hände 15 Minuten baden. Bei kalten Füßen und schlechter Durchblutung die Füße 10 Minuten in einem Fußbad mit einer Prise Cayennepfeffer baden.

• Gurgeln – wiederholt 2 Minuten lang mit Tee gurgeln.

• Spülung – ein- oder zweimal täglich mit lauwarmem, doppelt verdünntem Tee spülen.

• Warmer Umschlag – zur Erwärmung kalter Gelenke

• Kalte Kompresse – ein Tuch in kalten Aufguß tauchen, auswringen und auflegen. Abgekühlte Teebeutel erfüllen den gleichen Zweck.

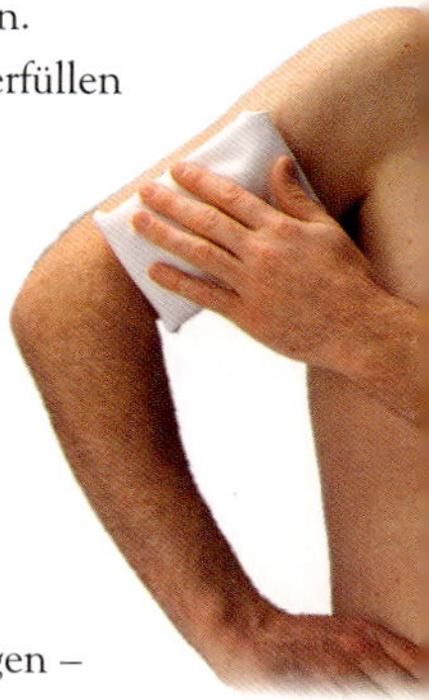

RECHTS: ***Ein kalter Ringelblumenumschlag bei leichten Verbrennungen. Ringelblume hilft auch bei Hautabschürfungen.***

Andere Zubereitungen – Tabletten, Kapseln, Cremes, Tinkturen – können fertig gekauft werden. Folgen Sie den Anweisungen auf Beipackzettel und Etikett. Detailliertere Anleitungen finden Sie im Kapitel »Materia Medica« ab Seite 20.

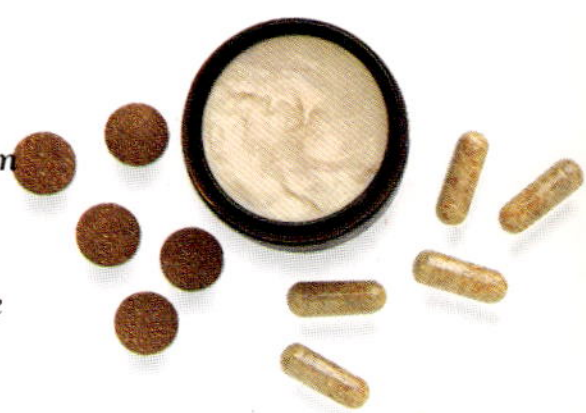

RECHTS: ***In der Apotheke oder im Reformhaus finden Sie viele fertig zubereitete pflanzliche Arzneien.***

Beim Therapeuten

Professionelle Pflanzenheilkundige (in der Regel Heilpraktiker) sind oftmals auch in konventionellen Diagnosetechniken ausgebildet und können Sie bei der Behandlung von Beschwerden beraten, deretwegen Sie normalerweise einen Arzt aufsuchen würden. Scheuen Sie sich nicht, dem Therapeuten Ihre Fragen, Bedenken und Zweifel anzuvertrauen.

Qualifizierte Phytotherapeuten sind mit allen Anwendungen und Gegenanzeigen von Pflanzen vertraut und kennen auch die Probleme, die im Zusammenwirken mit synthetischen Medikamenten auftreten können. Adressen zugelassener Therapeuten erhalten Sie bei den im Anhang genannten Verbänden (S. 59) .

Was wird behandelt?

Viele Menschen suchen einen Pflanzenheilkundigen erst auf, wenn alle anderen Therapien versagt haben. Viel näher läge jedoch, sich der Pflanzenheilkunde rechtzeitig zu bedienen, da sie den Gesamtorganismus stärkt und Erkrankungen lindern und vorbeugend kann. Ein Pflanzen-

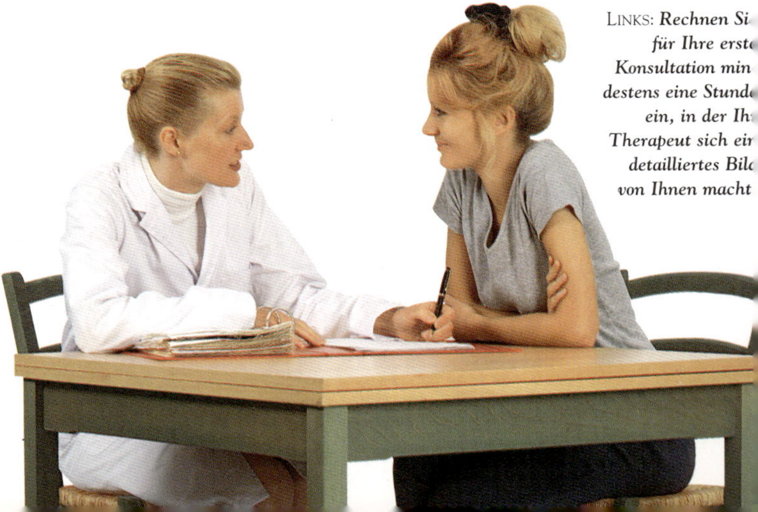

LINKS: ***Rechnen Si[e] für Ihre erst[e] Konsultation min[destens] eine Stund[e] ein, in der Ih[r] Therapeut sich ei[n] detailliertes Bil[d] von Ihnen macht***

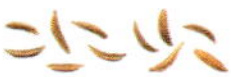

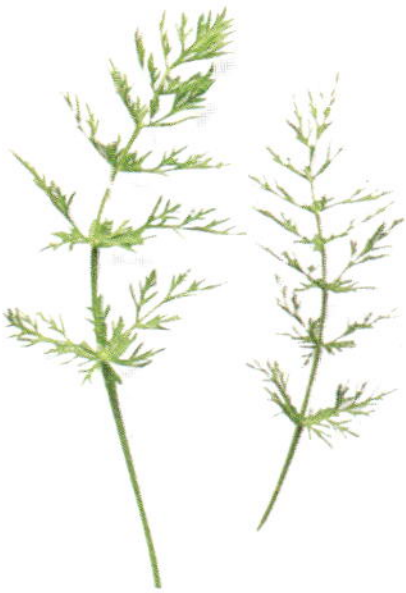

CHTS: ***Kümmel wird iufig gegen Koliken ıd Blähungen, aber auch als mildes ıuswurfförderndes Mittel eingesetzt.***

heilkundiger verschreibt nicht bloß ein »Heilmittel«, sondern strebt die generelle Verbesserung Ihres Allgemeinbefindens an. Die professionelle Phytotherapie kann also sowohl eine vollwertige Alternative für diejenigen sein, die keine synthetischen Medikamente nehmen wollen, als auch eine die konventionelle Behandlung ergänzende Therapie darstellen.

WAS KÖNNEN SIE ERWARTEN?

Eine Konsultation wird etwa eine Stunde dauern und alle Aspekte Ihrer Gesundheit, Ihrer Ernährung, Ihrer körperlichen Aktivität und Ihres Lebensstils beleuchten. Ihr Therapeut wird einen ganzheitlichen Standpunkt einnehmen, was bedeutet, daß er alles in Betracht zieht, was Ihre Gesundheit auf physischer, mentaler und spiritueller Ebene beeinflußt.

Viele der verordneten Kräuter werden Ihnen bekannt sein, andere nicht. Kräuter, deren Abgabe einer gesetzlichen Einschränkung unterliegen und die nicht frei verkäuflich sind, kann Ihnen allerdings nur ein Arzt, nicht der Heilpraktiker verschreiben. So kann eine Inhalation oder ein Räucherpulver zur Entspannung der Brust bei einem Asthmaanfall *Datura stramonium* enthalten; oder bei Herzrhythmusstörungen wird Ihnen womöglich *Convallaria majalis* (Maiglöckchen) verordnet. Diese Pflanzen haben eine sehr starke Wirkung und dürfen nur nach professioneller Anleitung eingenommen werden!

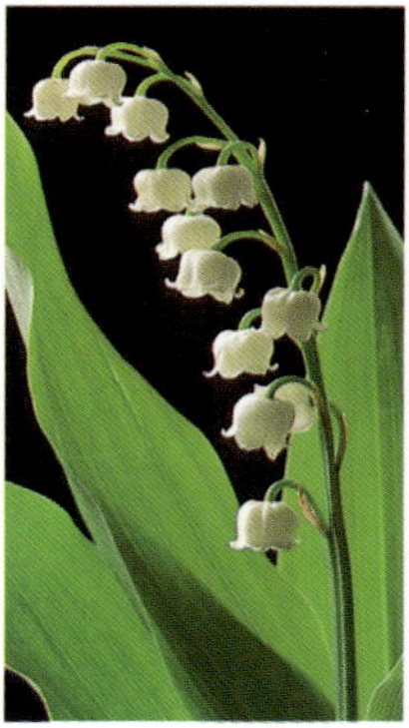

RECHTS: ***Das liebliche Maiglöckchen ist als ein sehr starkes Kraut verschreibungspflichtig.***

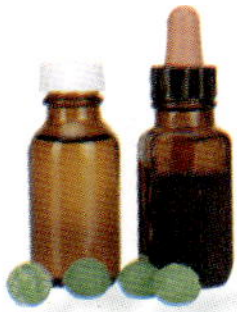

OBEN: **Kräutertinkturen und -pastillen. Tinkturen sind Auszüge von in Alkohol eingelegten Kräutern.**

Die Anwendung der Arzneien

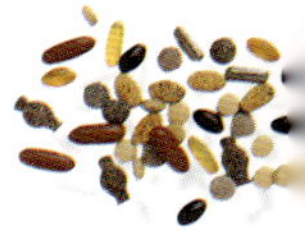

OBEN: **Kräutertabletten und -kapseln. In der Apotheke kann man leere Kapseln kaufen, um sie mit eigenen Kräuterarzneien zu füllen.**

Eine pflanzliche Arznei kann als frisches oder getrocknetes Kraut, als Tee, Tinktur, Dekokt, Creme, Sirup oder Waschung, als Kapsel, Tablette, Pille, Gurgellösung, Kompresse oder Zäpfchen, als Inhalation, Salbe oder Spülung verordnet werden. Der Therapeut wird eine Anwendungsform wählen, die auf die Eigenschaften der jeweiligen Heilpflanze ebenso abgestimmt ist wie auf Ihre gesundheitliche Situation.

Bei einigen Beschwerden reicht es aus, dreimal täglich eine kräutergefüllte Kapsel einzunehmen, während man bei anderen ein Kraut vielleicht 20 Minuten abkochen und das Dekokt viermal täglich trinken muß. Die Behandlungsmethode hängt von der zu behandelnden Störung, der Arbeitsweise des Therapeuten und

RECHTS: **Pflanzliche Mittel gibt es in vielerlei Form. Einige können Sie leicht selbst zubereiten.**

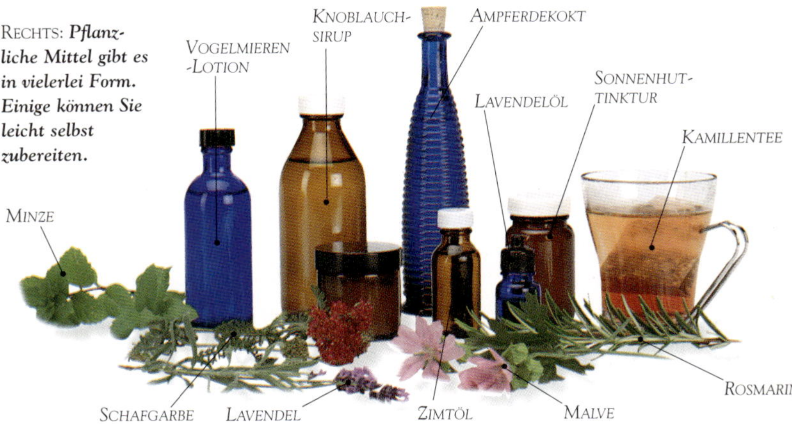

von der Situation des Patienten ab. Manchmal stehen mehrere Behandlungsmöglichkeiten zur Wahl. Die meisten Therapeuten werden Ihnen gerne erklären, woraus ihre Arzneien bestehen.

Der Umgang mit Arzneien

- Pflanzliche Heilmittel sollten wie alle Medikamente regelmäßig bis zum vorgesehenen Ende der Behandlungsdauer eingenommen werden.
- Geben Sie verordnete Arzneien niemals an andere weiter. Sie sind ausdrücklich auf den einzelnen Patienten und seinen Zustand zugeschnitten und können anderen schaden. Empfehlen Sie den Therapeuten weiter, nicht aber die Arznei!

Behandlungsdauer

Die Dauer der Behandlung hängt von der Erkrankung ab. Akute Beschwerden sollten sich in wenigen Tagen bessern, während chronische Erkrankungen eine Behandlung über mehrere Monate erfordern können, ehe sich eine merkliche Besserung einstellt.

Prüfen Sie regelmäßig Ihren Gesundheitszustand und den Genesungsverlauf. Machen Sie sich eine jährliche Selbstuntersuchung zur Routine, in die Sie auch eine Überprüfung der Brüste oder der Hoden einbeziehen sollten. Vorbeugen ist die beste Medizin.

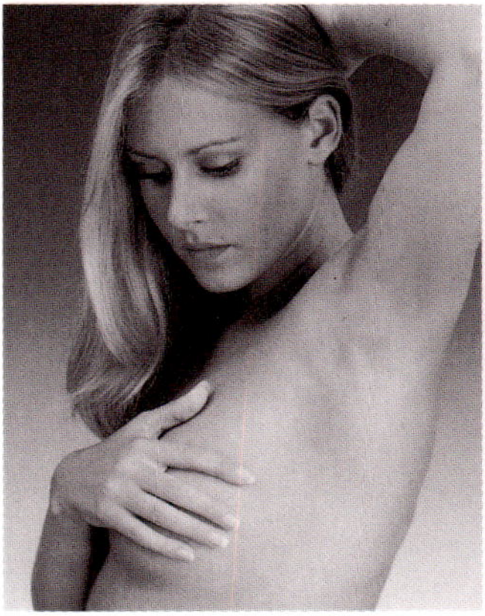

OBEN: ***Frauen sollten u.a. ihre Brüste regelmäßig auf Gewebeveränderungen hin überprüfen.***

Pflanzenzubereitungen

- 3–6mal täglich 1 Tasse Kräutertee – die Standardbehandlung
- 1mal täglich 1 TL Tinktur (alkoholische Auszüge)
- Bonbons, Pflanzensäfte, Flüssigextrakte, Kapseln und Tabletten sind in Apotheken erhältlich.

MATERIA MEDICA

Folgend finden Sie 25 der bewährtesten Pflanzen für die Selbstbehandlung. Einige wachsen wild, andere können im Garten und in Blumenkästen gezogen werden, aber die meisten muß man kaufen. Sie sind einfach anzuwenden und wirksam, wenn sie mit Vernunft und nach Anleitung verabreicht werden.

Schafgarbe

ACHILLEA MILLEFOLIUM

Ein verbreitetes Kraut mit gefiederten Blättern und kleinen roséfarbenen oder weißen Blüten, das auf Wiesenflächen gedeiht. Man pflückt die ganze Pflanze in der Blüte.

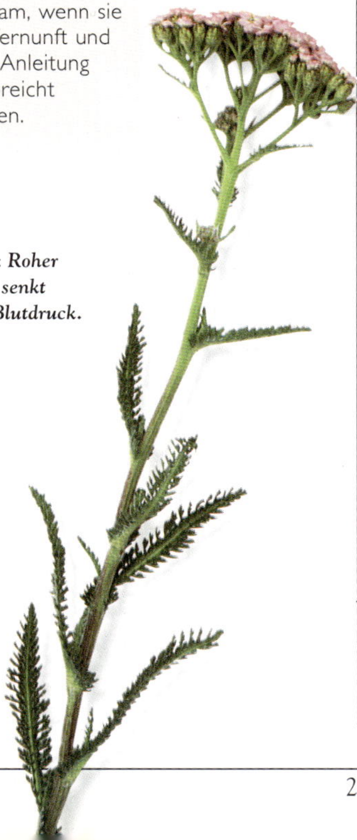

RECHTS: ***Roher Sellerie senkt hohen Blutdruck.***

Wirkung: Krampflösend, entzündungshemmend, blutstillend, gering tonisierend

Indikationen: Appetitlosigkeit, Verdauungsbeschwerden, Magenkrämpfe, Blähungen, Gallenleiden. Stoppt äußerlich angewendet Blutungen und fördert die Wundheilung.

Gegenanzeigen: Vermeiden Sie hohe Dosen in der Schwangerschaft. Bei Dauergebrauch Vergiftungsgefahr!

Anwendung und Dosis: Ein Tee kann bei akuten Beschwerden 2mal täglich getrunken werden.

HINWEISE

Hauptanwendung bei Appetitlosigkeit und Verdauungsbeschwerden. Äußerlich anwenden bei aufgesprungenen Händen.

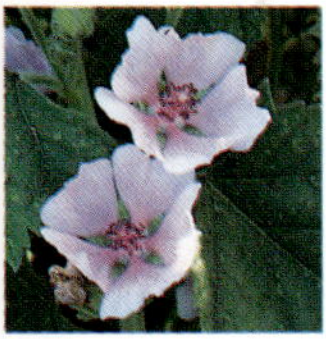

OBEN: ***Eibischblätter nach der Blüte im Sommer ernten.***

Eibisch

ALTHAEA OFFICINALIS

Eine schöne Wildpflanze mit blaßrosafarbenen Blüten. Man kann auch andere Spezies als Althaea officinalis *verwenden. Eibisch kann im Garten gezogen werden.*

Wirkung: Reizlindernd, beruhigend und heilend

Indikationen: Bei trockenem und unproduktivem Husten, Rachen- und Luftröhrenkatarrh. Auch zum Gurgeln und für Einläufe bei Problemen des Verdauungstrakts. Beruhigt Geschwüre, Abszesse und Ekzeme.

Gegenanzeigen: Keine

Anwendung und Dosis: Zum innerlichen Gebrauch nur als Kaltauszug (Mazaration). Dazu 1–2 TL der zerkleinerten Wurzel 8 Stunden in $\frac{1}{4}$ l Wasser ziehen lassen. Zum Gurgeln ein Aufguß aus Blättern oder Wurzel. Für die äußere Anwendung die zerriebene Wurzel mit etwas Wasser zu einer dicken Paste verrühren.

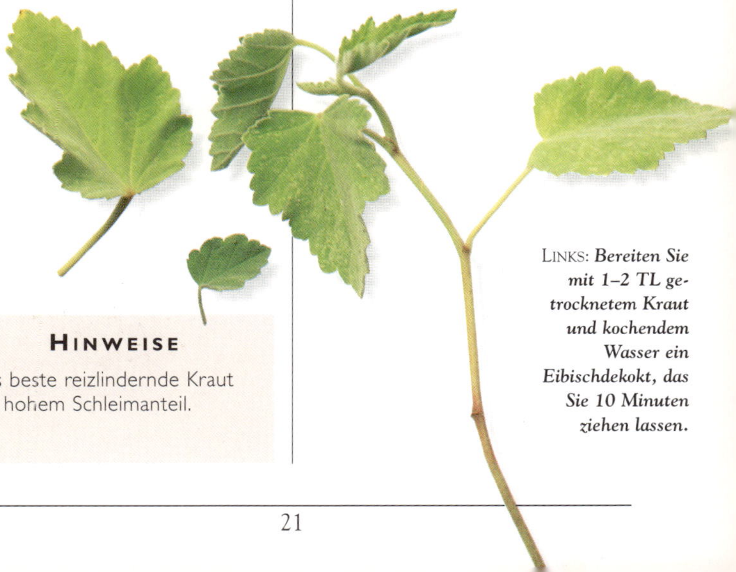

LINKS: ***Bereiten Sie mit 1–2 TL getrocknetem Kraut und kochendem Wasser ein Eibischdekokt, das Sie 10 Minuten ziehen lassen.***

HINWEISE

Das beste reizlindernde Kraut mit hohem Schleimanteil.

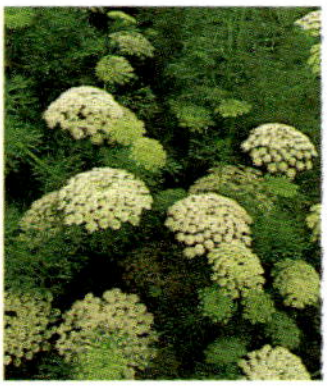

OBEN: ***Selleriesaft vor einer Mahlzeit zügelt den Appetit.***

Sellerie

APIUM GRAVEOLENS

Verwendet man die Samen des bekannten Gartengemüses. Sammeln Sie die reifen Körner im Herbst.

Wirkung: Harntreibend, harnreinigend, blähungsmindernd, verdauungsfördernd, antiseptisch und antidepressiv

Indikationen: Rheumatismus, Arthritis, Gicht, Blasenentzündung und Flatulenz. Fördert den Milchfluß bei stillenden Müttern. Spülung bei Mundgeruch.

Gegenanzeigen: Während der Schwangerschaft meiden.

Anwendung und Dosis: Dekokt: 1/2 TL zerdrückte Körner auf 1 Tasse Wasser

Tinktur: 1/2 TL (2 ml), 3mal täglich; bei arthritischen Beschwerden mit Weidenrinde kombinieren.

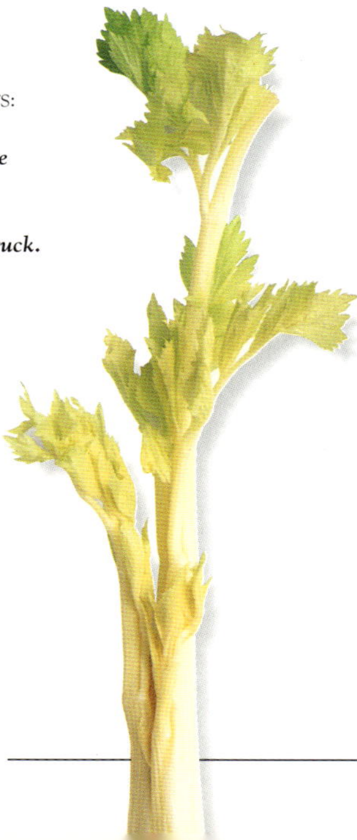

RECHTS: ***Roher Sellerie senkt hohen Blutdruck.***

HINWEISE

Staudensellerie kann auch roh gegessen oder als Saft getrunken werden, um die Wirkung der Samen zu unterstützen. Keine zur Zucht vorgesehenen Samen verwenden.

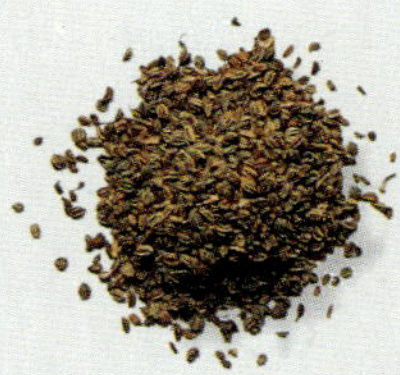

OBEN: ***Selleriesamen sind reich an Eisen und den Vitaminen A, B und C.***

Ringelblume

CALENDULA OFFICINALIS

Eine beliebte Gartenpflanze mit leuchtend orangefarbenen oder gelben Blüten. Sie ist leicht zu ziehen und verbreitet sich bereitwillig.

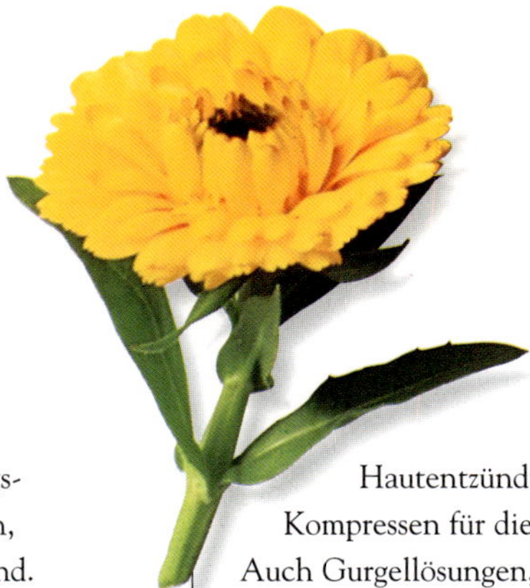

RECHTS: ***Ringelblume eignet sich besonders gut zur Behandlung von Schürfwunden und Verletzungen.***

Wirkung: Entzündungshemmend, antiseptisch, pilztötend, krampflösend. Beseitigt Lymphgefäßverschlüsse.

Indikationen: Geschwollene Lymphdrüsen, Mumps, Infektionen und Entzündungen im allgemeinen. Hauterkrankungen, Wunden, Stiche und Schwellungen. Krampfadern, rissige Haut und Mykose der Mundhöhle. Verringert Menstruationsschmerzen.

Gegenanzeigen: Keine

Anwendung und Dosis: Tee nach Belieben. Lotionen, Cremes und Kompressen für Wunden und Hautentzündungen. Kompressen für die Augen. Auch Gurgellösungen, Mundspülungen und Bäder.

HINWEISE

Wird oft als Calendula verkauft. Nicht mit *Tagetes* (Studentenblume) verwechseln, die nicht innerlich angewendet werden darf.

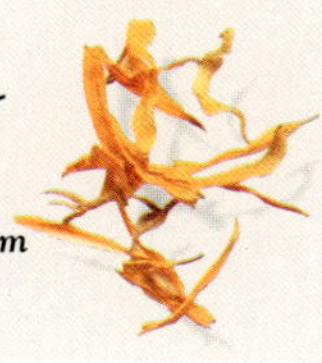

RECHTS: ***Blütenblätter sollten nach dem Pflücken sorgsam getrocknet werden.***

Cayennepfeffer

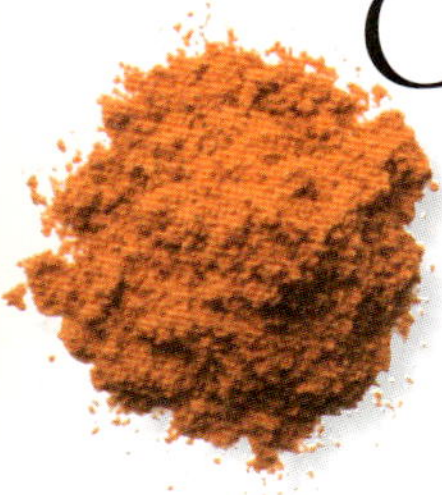

OBEN: ***Cayennepfeffer kann auch für ein Öl verwendet werden, das die Gelenke wärmt.***

CAPSICUM MINIMUM

Auch als roter Chilipfeffer bekannt und als Küchengewürz verwendet. Es existieren viele verschiedene Arten.

Wirkung: Wärmend, stimulierend, kreislaufanregend, blähungsmindernd. Lokal schmerzlindernd.

Indikationen: Mangelnde Durchblutung, Antriebslosigkeit, schlechte Verdauung bei älteren Menschen. Als Creme oder Öl gegen Rückenschmerzen im Hüftbereich und Neuralgien nach einer Gürtelrose.

Gegenanzeigen: Keine hohen Dosen! Ungeeignet für Dauergebrauch, schleimhautreizend!

Anwendung und Dosis: Als Tinktur nach Bedarf alle paar Stunden 1 oder 2 Tropfen zu Kräutertees oder -tinkturen geben.

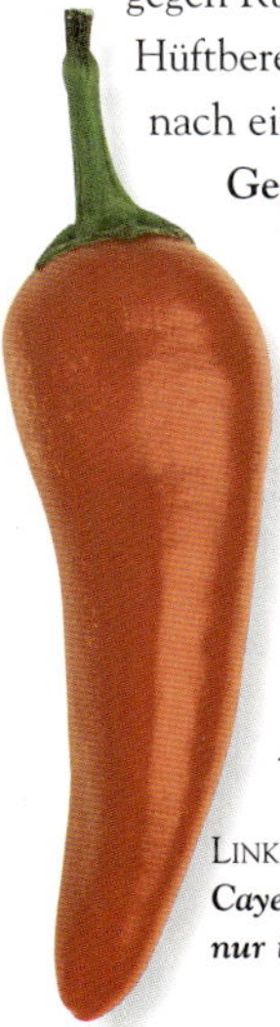

LINKS: ***Verwenden Sie Cayennepfeffer wie beim Kochen nur in geringsten Dosen.***

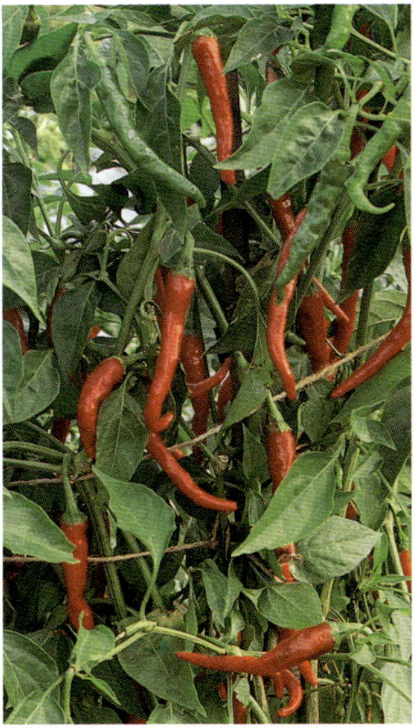

OBEN: ***Cayennepfeffer stärkt das Kreislauf- und das Verdauungssystem.***

HINWEISE

Ist besonders wirksam bei älteren und kälteempfindlichen Menschen.

Zimt

CINNAMOMUM ZEYLANICUM

Die aromatische Rinde eines in Sri Lanka heimischen Baumes. Ein beliebtes Küchengewürz.

Wirkung: Wärmend, krampflösend, antiseptisch, blähungsmindernd. Fördert die Verdauung und hebt die Stimmung.
Indikationen: Schwache Verdauung, Übersäuerung des Magens, Erkältungen und Fieber. Behebt generell Entkräftung und Schwächegefühl.
Gegenanzeigen: Keine
Anwendung und Dosis: Bei Erkältung und Fieber ein 2 cm großes Stück Zimtstange oder eine großzügige Prise Pulver in Kräutertee geben. Bei schlechter Verdauung oder Entkräftung 10–20 Tropfen Tinktur. Basis eines guten Massageöls.

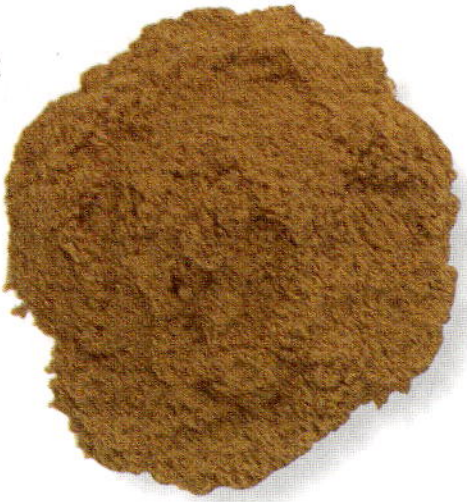

GEMAHLENER ZIMT

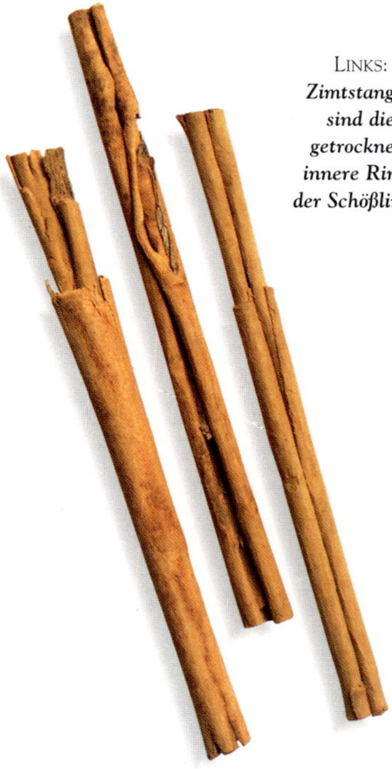

LINKS: ***Zimtstangen sind die getrocknete innere Rinde der Schößlinge.***

HINWEISE

Ganze Stangen sind besser als Pulver. Besonders gut bei Kälte und Schwäche. Viel sanfter als Cayennepfeffer.

Weißdorn

CRATAEGUS MONOGYNA, CRATAEGUS OXYACANTHA

Eine Heckenpflanze, die man in vielen Parks und Gärten findet. Man verwendet die Beeren und die Blütenspitzen.

Wirkung: Herzkräftigend, blutdrucksenkend und gefäßerweiternd. Krampflösend.
Indikationen: Herzschwäche bei älteren Menschen und Rekonvaleszenten. Leicht erhöhter Blutdruck, Arteriosklerose, M. Raynaud.
Gegenanzeigen: Herzerkrankungen sollten generell von einem Internisten behandelt werden.
Anwendung und Dosis: Von einem Aufguß aus Blüten: 3 Tassen täglich. Tinktur: 3–4 TL täglich. Die Einnahme mindestens 6 Monate durchführen.

HINWEISE

Besonders zur Stärkung des Herzens geeignet. Unterstützt oft andere Medikamente, bedarf aber der Abstimmung mit einem Arzt.

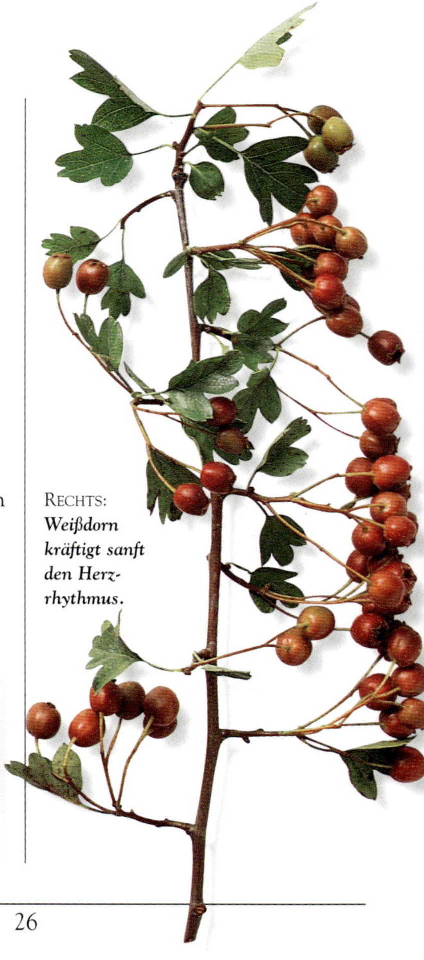

RECHTS: ***Weißdorn kräftigt sanft den Herzrhythmus.***

Sonnenhut

ECHINACEA ANGUSTIFOLIA, ECHINACEA PURPUREA

Eine große Staude mit purpurnen Blättern, die zu den Korbblütlern zählt. Die aus Amerika stammende Pflanze wird auch als amerikanischer Sonnenhut bezeichnet. Es können sowohl die Blüte als auch die Wurzel verwendet werden.

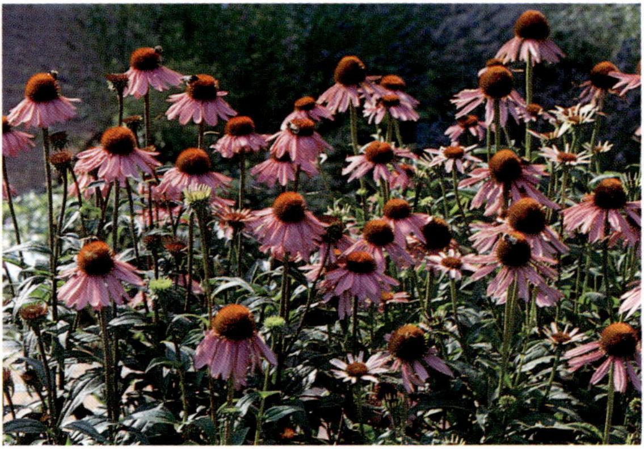

LINKS: ***Sonnenhutwurzeln sollten im Herbst ausgegraben und frisch abgekocht werden.***

Wirkung: Umstimmend, antiviral, antiseptisch. Stimuliert das Immunsystem.

Indikationen: Furunkel, Abszesse, Geschwüre, Herpes, Grippe und Infektionen im allgemeinen. Infektiöse Halsentzündungen und Zahnfleischentzündungen.

Gegenanzeigen: Keine

Anwendung und Dosis: 1/2 Tasse oder 1 TL Tinktur 4–5mal täglich über 2 Wochen, nach Bedarf. Zum Gurgeln 1 TL Tinktur in 1/2 Tasse Wasser verrühren. Vorbeugend gegen grippale Infekte.

HINWEISE

Sonnenhut nimmt man am besten in hoher Dosierung über einen kurzen Zeitraum. Tabletten und Kapseln sind erhältlich. Paßt gut zu Knoblauch.

Johanniskraut

HYPERICUM PERFORATUM

Eine Wildpflanze, die auf alkalischen Böden gedeiht. Sie wird etwa 60 cm hoch und besitzt gelbe Blüten. Der obere Teil der Pflanze wird in voller Blüte gepflückt. Es existieren verschiedene Spezies – achten Sie also darauf, die richtige zu pflücken.

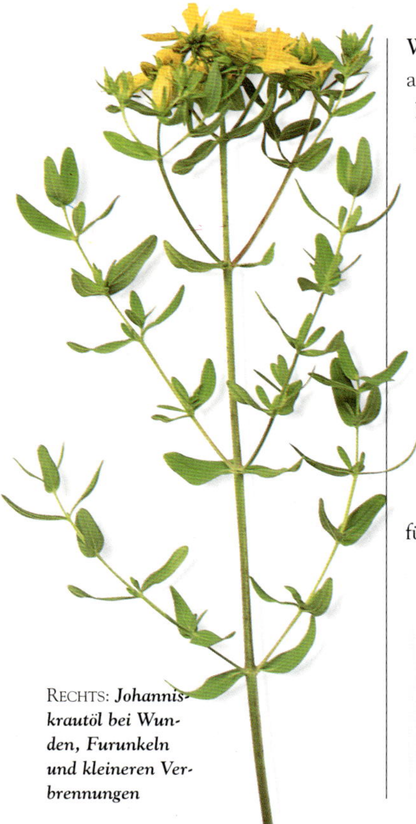

RECHTS: ***Johanniskrautöl bei Wunden, Furunkeln und kleineren Verbrennungen***

Wirkung: Nervenstärkend antidepressiv und entzündungshemmend

Indikationen: Leichte Depressionen und Angstzustände. Nervenschwäche und organische Nervenerkrankungen. Neuralgien, Nerven- und Rückenschmerzen. Punktionswunden.

Gegenanzeigen: Nicht bei schweren Depressionen!

Anwendung und Dosis: 1–2 Tassen Tee oder 3–4 TL Tinktur täglich. Als Öl (in der Sonne ausgezogen) hervorragend für Massagen.

HINWEISE

Konzentrierte Extrakte können in hohen Dosen bei Lichteinwirkung schwere Hautausschläge verursachen!

Wacholder

JUNIPERUS COMMUNIS

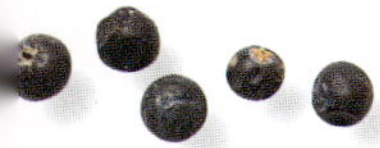

OBEN: ***Pflücken Sie die runden, reifen Beeren im Herbst, und trocknen Sie sie langsam.***

Die aromatischen Beeren des kleinen, immergrünen (naturgeschützten!) Baumes werden auch in der Küche und zur Herstellung von Gin verwendet.

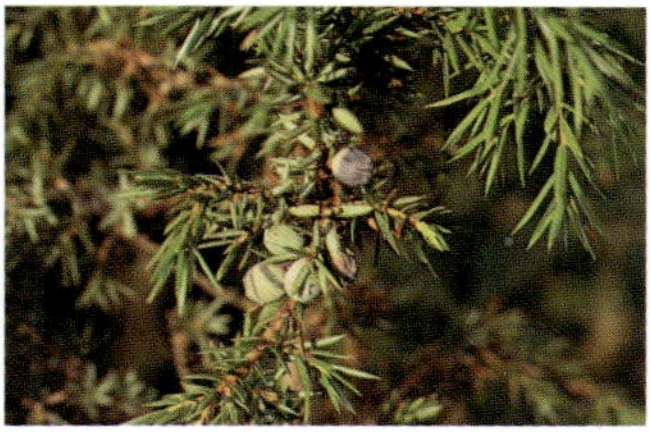

OBEN: ***Wacholder ist ein winterhartes, immergrünes Gewächs. Die zerdrückten Blätter sind sehr aromatisch.***

Wirkung: Harntreibend, harnreinigend. Ein gutes Verdauungstonikum.

Indikationen: Blasenentzündung, Arthritis und Rheumatismus. Lokal für langsam heilende Wunden und Schmerzen.

Gegenanzeigen: Während der Schwangerschaft und bei Nierenleiden meiden.

Anwendung und Dosis: Tee aus 1/2 TL zerdrückter Beeren und 1 Tasse kochendem Wasser. 15 Minuten ziehen lassen. 2–3 Tassen täglich. Kann auch als Spülung für langsam heilende Wunden und als Handbad für steife und schmerzende Gelenke verwendet werden. Anwendung auch als Massageöl.

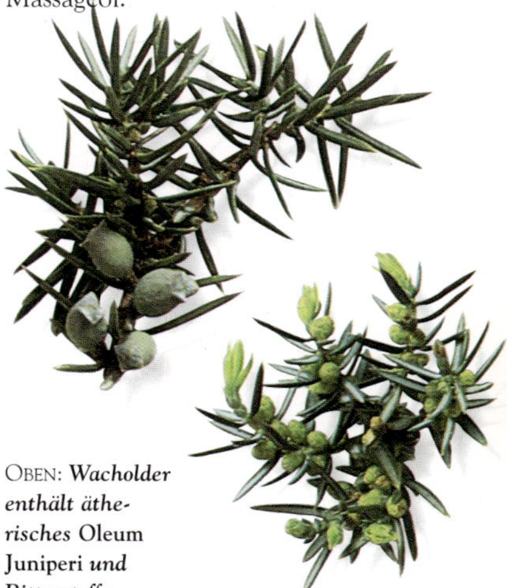

OBEN: ***Wacholder enthält ätherisches* Oleum Juniperi *und Bitterstoffe.***

HINWEISE

Nicht länger als 6 Wochen einnehmen! Vergiftungsgefahr!

Kamille

MATRICARIA CHAMOMILLA

Eine kleine Wildblume mit gefiederten Blättern und einem unverwechselbaren Geruch. Man verwendet die Blüten sowohl der Feldkamille als auch die der Römischen Kamille (Chamaemelum nobile).

Wirkung: Entzündungshemmend, krampflösend, blähungsmindernd, beruhigend. Stark lindernd bei Reizbeschwerden.

Indikationen: Verdauungsstörungen, Kopfschmerzen, Streß, Reizbarkeit, Nervosität und Allergien. Juckende und entzündliche Hautbeschwerden.

Gegenanzeigen: Keine

Anwendung und Dosis: Die Kamille ist ein sehr vielseitiges Kraut. Tee, Creme, Lotion oder Kompressen können nach Belieben angewendet werden.

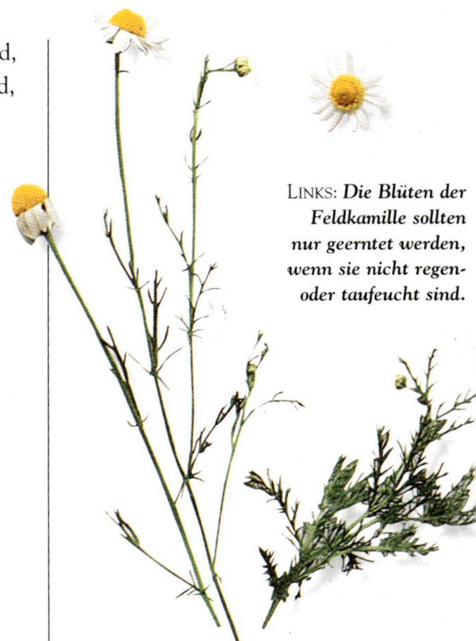

LINKS: ***Die Blüten der Feldkamille sollten nur geerntet werden, wenn sie nicht regen- oder taufeucht sind.***

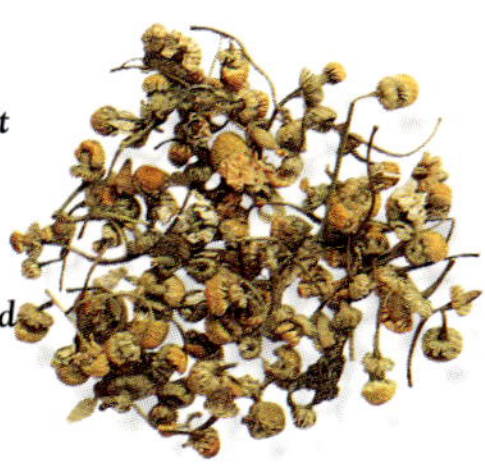

RECHTS: ***Getrocknete Kamille kann mit Linden und Nelken zu einem köstlichen Beruhigungs- und Schlaftee kombiniert werden.***

HINWEISE

Es empfiehlt sich, den Tee in einem abgedeckten Gefäß selbst zu bereiten, um die aromatischen Öle zu bewahren.

Melisse

MELISSA OFFICINALIS

Eine kräftige Gartenstaude, die leicht zu ziehen ist. Man erntet die Blätter zu Beginn der Blütezeit.

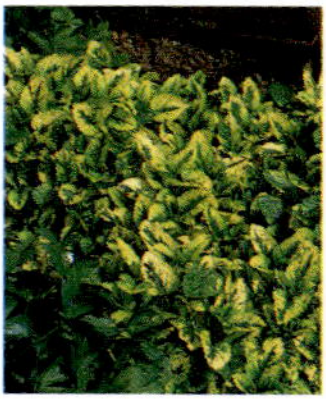

OBEN: ***Melissa stammt vom griechischen Wort für Biene ab.***

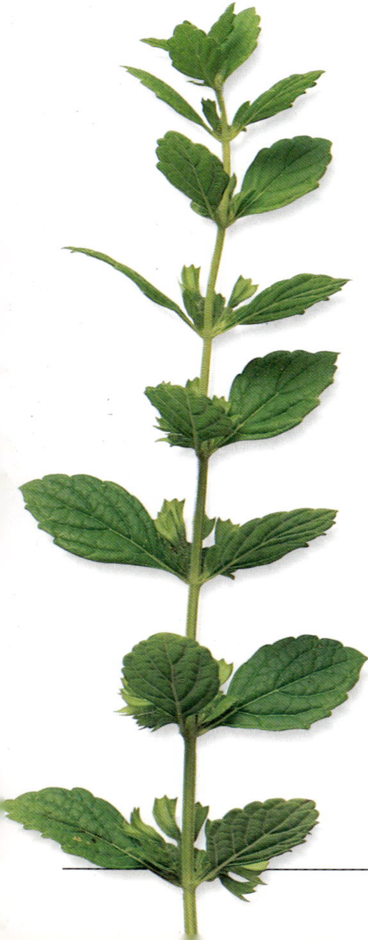

Wirkung: Krampflösend und antidepressiv. Blähungsmindernd und entspannend. Lokal virenhemmend.

Indikationen: Nervöse Verdauungsstörungen, Depressionen und gedrückte Stimmung, Schlaflosigkeit, Alpträume und generelle Erregbarkeit. Der kalte Tee wirkt bei heißem Wetter kühlend.

Gegenanzeigen: Keine

Anwendung und Dosis: Um das volle Aroma zu erhalten, verarbeitet man am besten die frischen Blätter zu Tee.

HINWEISE

Ein Tee, morgens mit etwas Honig eingenommen, wirkt in der Rekonvaleszenz und bei älteren Menschen kräftigend.

LINKS: ***Melissenzweige werden traditionell zur Beruhigung unruhiger Bienenvölker eingesetzt.***

Petersilie

PETROSELINUM SATIVUM

Ein verbreitetes Küchenkraut. Man verwendet am besten die Blätter der krausen Sorte.

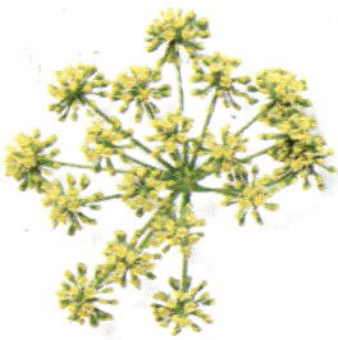

OBEN: ***Petersilienblüten. Petersilie zieht Bienen an und vertreibt Blattläuse.***

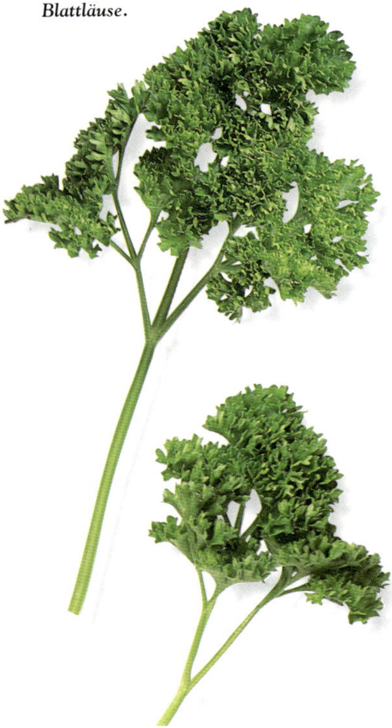

OBEN: ***Frische Petersilie bereichert Ihre Ernährung mit Vitamin C.***

Wirkung: Stark harntreibend, tonisierend, sättigend und blähungsmindernd

Indikationen: Erschöpfung und generelle Schwäche, Depressionen. Blähungen und Verdauungsschwäche. Schmerzen beim Wasserlassen. Wassereinlagerung. Frauentonikum bei Menstruationsbeschwerden und im Klimakterium.

Gegenanzeigen: Während der Schwangerschaft und bei Nierenleiden meiden.

Anwendung und Dosis: Tee nur genau nach Verordnung verwenden! Vergiftungsrisiko!

HINWEISE

Geben Sie frische Petersilie zu Salaten. Sie ist reich an Kalzium und Eisen.

Himbeere

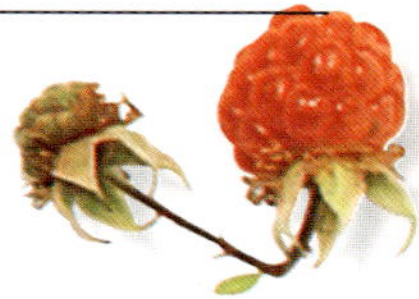

RUBUS IDAEUS

OBEN: ***Himbeeren tragen im Sommer und Frühherbst Früchte.***

Eine beliebte Waldfrucht. Man verwendet Blätter und Früchte der kultivierten wie der wilden Pflanze.

Wirkung: Adstringierendes Tonikum für Uterus, Mund und Darm

Indikationen: Durchfall (auch nervöser, schleimiger), Vitaminmangel, Husten

Gegenanzeigen: Soll Geburtswehen unterstützen, darum in der Schwangerschaft nur nach Absprache mit dem Arzt anwenden!

Anwendung und Dosis: In Apfelessig eingelegte Himbeeren ergeben eine wirksame Gurgellösung, ein erfrischendes Sommergetränk und sind ein guter Vitamin-C-Lieferant.

HINWEISE

Drei Tassen Tee pro Tag können in den letzten drei Monaten der Schwangerschaft den Uterus kräftigen und bei der Geburt helfen. Lassen Sie sich von Ihrem Gynäkologen beraten.

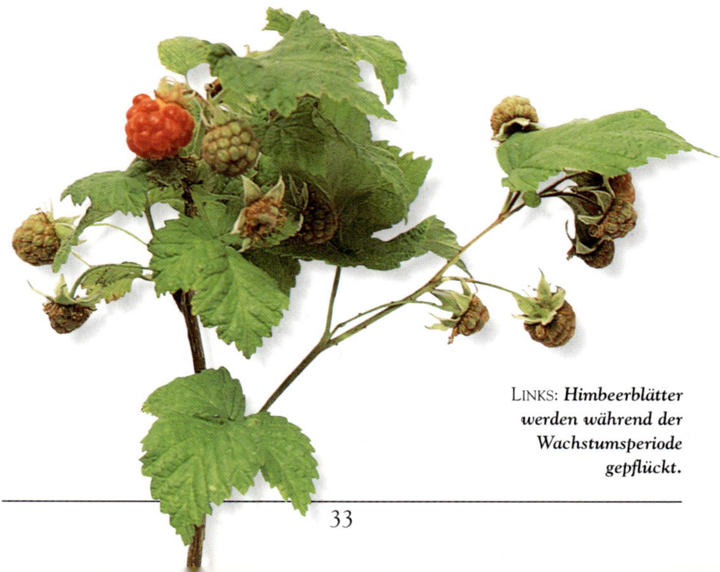

LINKS: ***Himbeerblätter werden während der Wachstumsperiode gepflückt.***

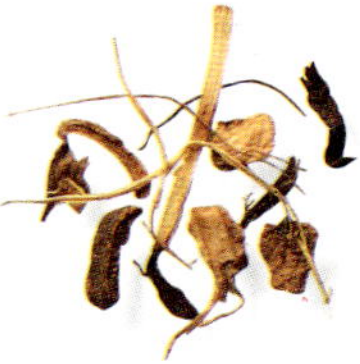

OBEN: **Ampferwurzeln vor dem Trocknen reinigen und einschneiden.**

Krauser Ampfer

RUMEX CRISPUS

Ein großblättriges Kraut, das an Wegesrändern und in Ödland gedeiht. In der Regel verwendet man die Wurzel. Bei Sauerampfer (Rumex acetosa) *ist Vorsicht geboten, da er zu Vergiftungen führen kann!*

Wirkung: Umstimmend, abführend und allgemein kühlend

Indikationen: Leberempfindlichkeit, chronische Hauterkrankungen, chronische Verstopfung, Rheumatismus und lokale Hautinfektionen. Die Blätter sollen eine Nesselverbrennung lindern.

Gegenanzeigen: Keine

Anwendungsform und Dosis: Stellen Sie ein Dekokt aus 13 g Wurzel auf 500 ml Wasser her. Trinken Sie 3mal täglich 1/2 Tasse.

HINWEISE

Viele chronische Hautleiden reagieren auf eine Kombination aus Ampfer- und Klettenwurzeln. Trinken Sie einige Wochen lang täglich 3 Tassen des Dekokts.

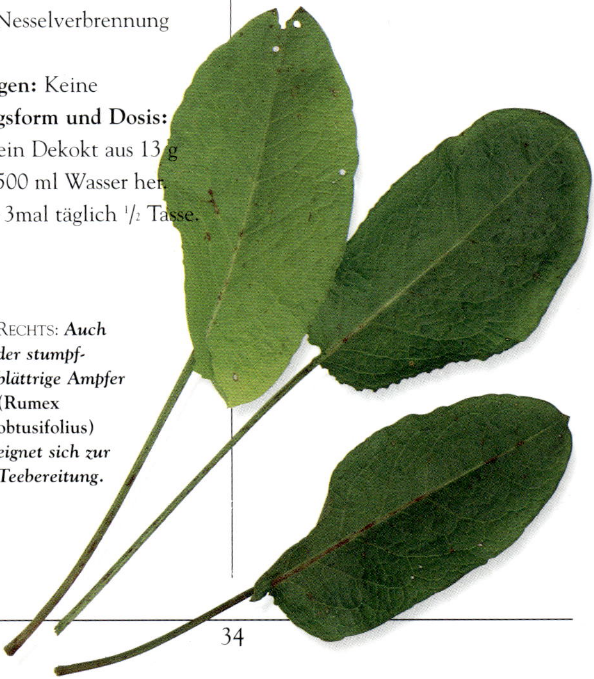

RECHTS: ***Auch der stumpfblättrige Ampfer*** **(Rumex obtusifolius)** ***eignet sich zur Teebereitung.***

Salbei

SALVIA OFFICINALIS

Der in Südeuropa heimische kleine Salbei wird hauptsächlich als Küchenkraut betrachtet. Man verwendet die Blätter. Die ätherischen Öle beruhigen die Schleimhäute von Mund und Hals.

Wirkung: Tonisierend, antiseptisch, krampflösend, blähungsmindernd. Soll langes Leben fördern. Reduziert die Muttermilchproduktion.

Indikationen: Hals-, Kehlkopfentzündung, Mund- und Zahnfleischerkrankungen. Nachtschweiß. Appetitlosigkeit und Verdauungsstörungen. Depressionen und fliegende Hitze im Klimakterium. Gedächtnisschwäche. Aufbauend nach Virusinfektionen.

Gegenanzeigen: Schwangerschaft und Stillzeit

Anwendung und Dosis: Der Tee kann einige Wochen lang 3mal täglich getrunken werden. Zur Schweißhemmung und als Hilfe beim Abstillen nicht ohne Absprache mit Ihrem Therapeuten. Vergiftungsgefahr!

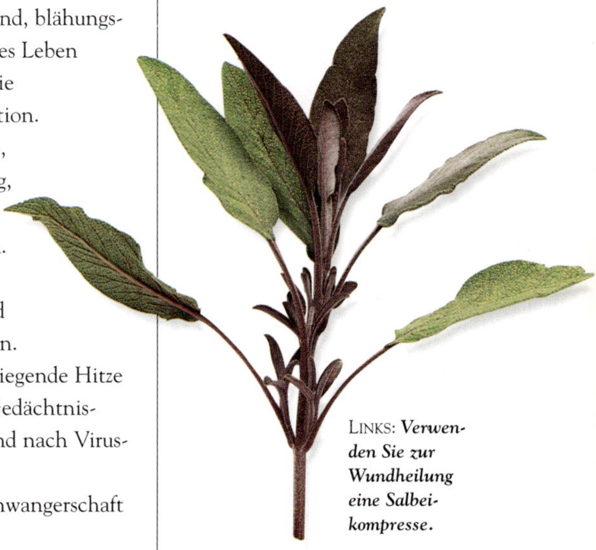

LINKS: ***Verwenden Sie zur Wundheilung eine Salbeikompresse.***

HINWEISE

Besonders bei Hals- und Rachenentzündungen nützlich.

Schwarzer Holunder

SAMBUCUS NIGRA

Ein kleiner Baum mit weißen Blüten in flachen Blütenständen. Für gewöhnlich in Wäldern, Hecken und Ödland zu finden. Sowohl Blüten als auch Rinde, Beeren und Blätter besitzen wertvolle Eigenschaften.

Wirkung: Schweißtreibend, sanft harntreibend, restauriert und strafft die Schleimhäute.

Indikationen: Erkältung, Grippe und Fieber. Nasenkatarrh, Nebenhöhlen- und Nasenschleimhautentzündung, Heuschnupfen. Most soll die generelle Resistenz steigern.

Gegenanzeigen: Bei höherer Dosis Übelkeit und Erbrechen möglich.

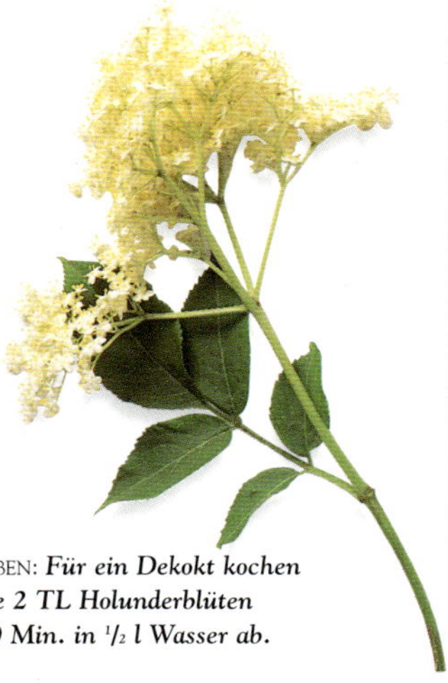

OBEN: ***Für ein Dekokt kochen Sie 2 TL Holunderblüten 10 Min. in 1/2 l Wasser ab.***

Anwendung und Dosis: 3 Tassen täglich bei Erkältungen. Gegen Heuschnupfen – 2 Monate vor der Pollenflugsaison beginnen.

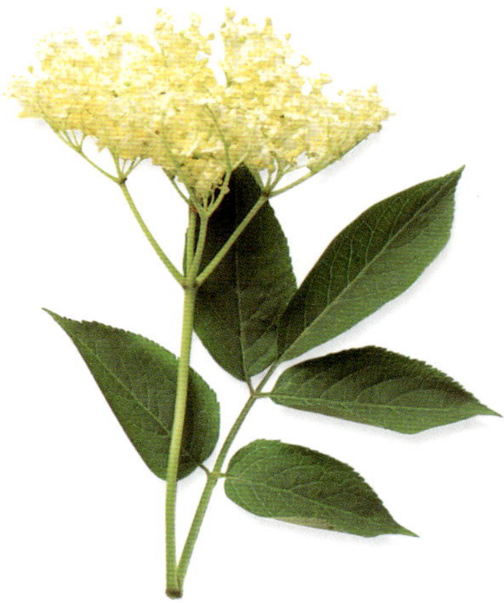

HINWEISE

Besonders bei Erkältungen mit Schnupfen ohne Schweißbildung geeignet.

Vogelmiere

STELLARIA MEDIA

Ein verbreitetes, niedrigwachsendes, weiches Kraut. Man verwendet die ganze Pflanze äußerlich zur Behandlung von Schnittwunden und um den Juckreiz bei Ekzemen und Schuppenflechte zu lindern.

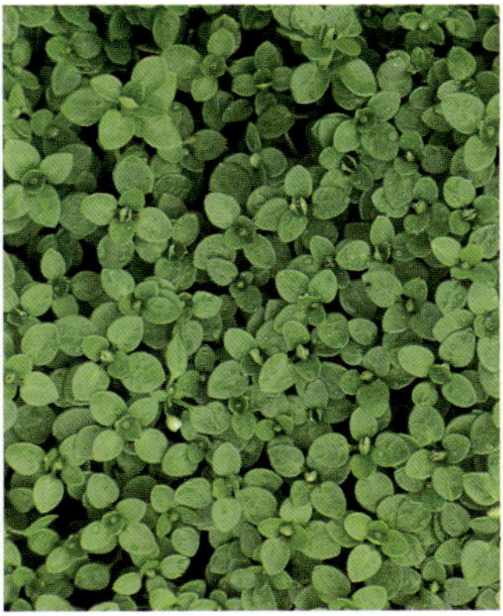

OBEN: **Bei juckender Haut kann ein kräftiger Vogelmierenaufguß ins Badewasser gegeben werden.**

Wirkung: Kühlend, reiz- und juckreizlindernd

Indikationen: Furunkel, Geschwürbildung bei Krampfaderleiden (nur unter professioneller Aufsicht), entzündete Gelenke, Ekzeme und Kontaktdermatitis

Gegenanzeigen: Keine

Anwendung und Dosis: Als Lotion, Salbe und Kompresse

HINWEISE

Fügen Sie das Kraut frisch und grün einem Entschlackungstee bei, oder trinken Sie es nach Bedarf zur Kühlung bei Fieber. Die frischen Blätter heilen als Kompresse auch Ausschläge und kleine Furunkel. Als Creme oder Spülung bei Hämorrhoiden, Juckreiz und Sonnenbrand. Wegen des Mineraliengehalts nahrhaft in Salaten.

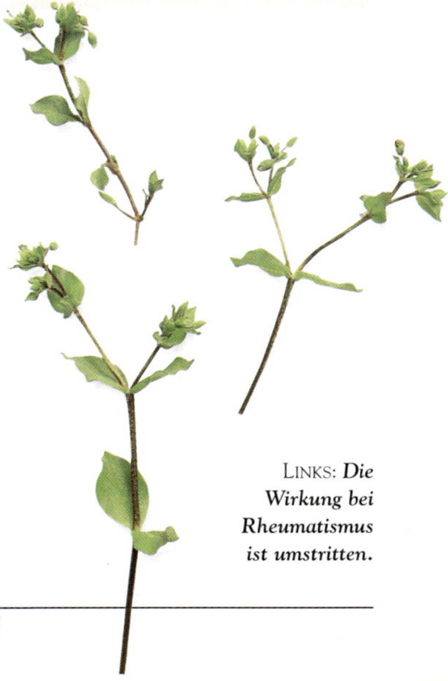

LINKS: **Die Wirkung bei Rheumatismus ist umstritten.**

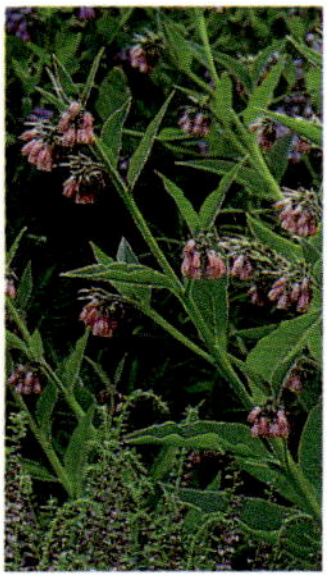

OBEN: ***Stellen Sie aus Bienenwachs und Beinwellblätteröl eine Salbe her.***

Beinwell

SYMPHYTUM OFFICINALE

Eine große, behaarte Wildpflanze, die hauptsächlich auf feuchtem Boden gedeiht. Sie besitzt violette Glockenblüten. Man verwendet die Blütenspitzen.

Wirkung: Reizlindernd und innerlich wie äußerlich heilungsfördernd

Indikationen: Wunden und Verstauchungen. Knochenbrüche und Arthritis. Hartnäckiger Husten, Sehnenscheidenentzündung.

Gegenanzeigen: In der Schwangerschaft und bei Kleinkindern meiden.

Anwendung und Dosis: Lokale Anwendung als Creme oder Kompresse und als flüssiges Einreibemittel. Trinken Sie bei trockenem Husten 3mal täglich 1 Tasse Tee.

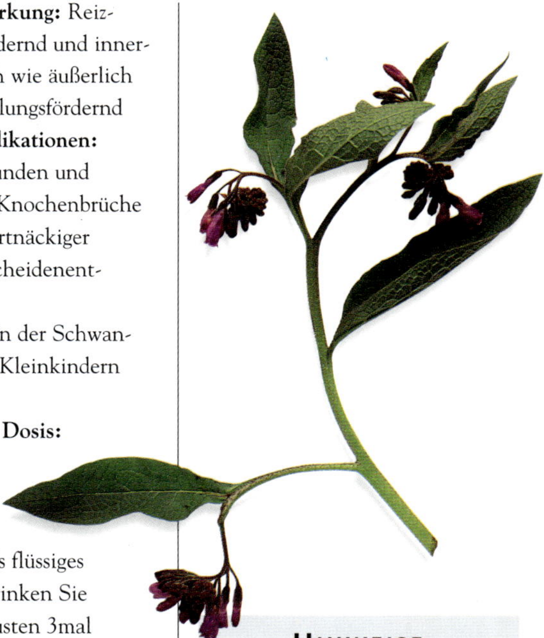

RECHTS: ***Beinwell ist ein ausgezeichneter Gründünger: wieder untergegraben, steigert er die Fruchtbarkeit des Bodens.***

HINWEISE

Wurzelabkochungen nicht einnehmen! Tee aus den grünen Pflanzenteilen ist bei geringen Dosen und kurzer Einnahmezeit unbedenklich.

Löwenzahn

TARAXACUM OFFICINALE

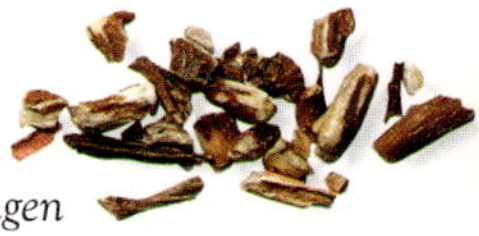

OBEN: **Getrocknete Löwenzahnwurzel. Sammeln Sie die Wurzeln im Hochsommer.**

Die Pflanzenwurzeln dieses verbreiteten »Unkrauts« bringen Gärtner zur Verzweiflung. Man verwendet Blätter, Wurzeln und Blüten.

Wirkung: Die Wurzel ist sanft abführend und kräftigt die Leber. Die Blätter sind harntreibend.

Indikationen: Die Wurzel: bei leichter Gelbsucht (unter ärztlicher Aufsicht!), Gallensteinen, genereller Leberempfindlichkeit, Appetitlosigkeit, Allergien und Lebensmittelempfindlichkeiten, Hauterkrankungen und Rheumatismus. Die Blätter: bei Wassereinlagerungen, geschwollenen Beinen und bei Blasenentzündung. Der Saft aus dem Blütenstiel kann auf Warzen aufgetragen werden.

Gegenanzeigen: Nicht gleichzeitig mit Entwässerungstabletten einnehmen. Der Saft kann bei Kindern zu Durchfall und Erbrechen führen!

Anwendung und Dosis: Die abgekochte Wurzel und die aufgebrühten Blätter können nach Belieben eingenommen werden.

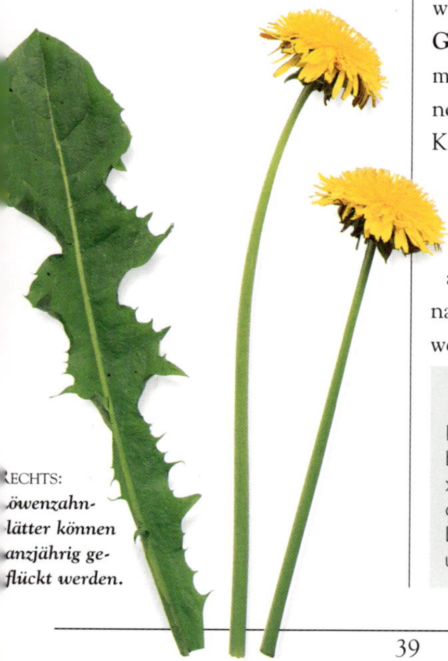

ECHTS: **öwenzahnlätter können anzjährig gepflückt werden.**

HINWEISE

Für alle Beschwerden geeignet, bei denen eine innere »Reinigung« des Körpers erforderlich ist. Der gewöhnliche Löwenzahn ist ein Naturschatz und nicht etwa ein Unkraut.

Thymian

THYMUS VULGARIS

Thymian ist ein flach wachsendes Gartenkraut, von dem viele Varietäten gezüchtet und die meisten medizinisch genutzt werden. Pflücken Sie die kurzen Stiele kurz vor der Blütezeit.

UNTEN: ***Thymiantee kann einen Asthmaanfall lindern.***

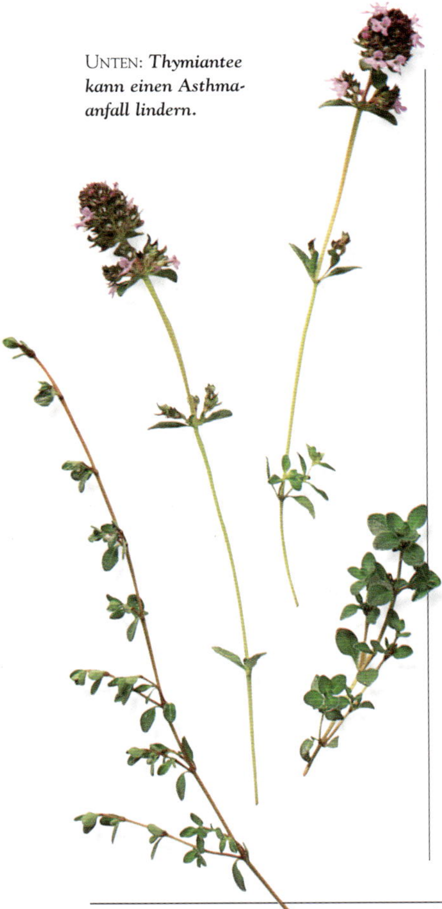

Wirkung: Antiseptisch, pilztötend, schleimlösend. Entspannt die Bronchien.
Indikationen: Lungeninfektionen, Bronchitis und Keuchhusten. Bandwürmer, Reizkolon, Blasenentzündung und Bettnässen. Alpträume, Pilzinfektionen.
Gegenanzeigen: Während der Schwangerschaft meiden. Die in Nahrung enthaltenen Mengen sind unbedenklich. Bei Dauergebrauch Vergiftungsgefahr!
Anwendung und Dosis: 3 Tassen Tee, 3–4 TL Sirup oder 3–4 TL Tinktur täglich. Bei akuten Infektionen doppelte Dosis. Bad, Lotion und Creme bei Pilzinfektionen.

HINWEISE

Ein exzellentes Antiseptikum. Hilft bei Lungeninfektionen.

Linde

TILIA PLATYPHYLLOS

Ein Baum, der gerne an Straßen und in Parks gepflanzt wird. Man pflückt die Blüten samt der Tragblätter im Juni zum Ende der Blütezeit.

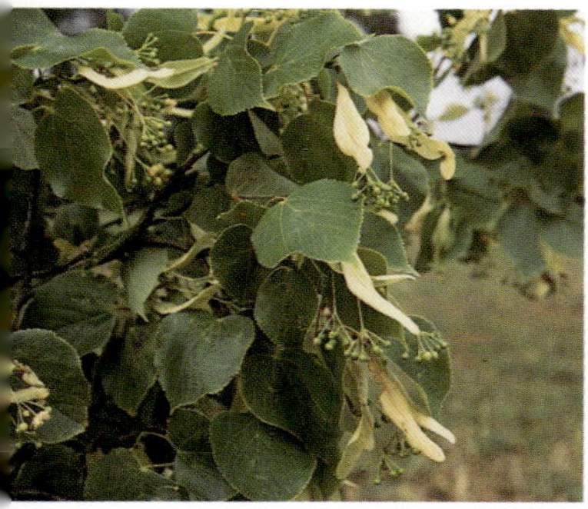

OBEN: ***Die entspannende Wirkung der Lindenblüte hilft bei bestimmten Migräneformen.***

Wirkung: Beruhigendes Nerventonikum. Krampflösend. Schweißtreibend.

Indikationen: Beklemmung, Schlaflosigkeit und Rastlosigkeit. Hilfreich bei hohem Blutdruck, Grippe und Fieber im Frühstadium.

Gegenanzeigen: Keine

Anwendung und Dosis: Trinken Sie einen Tee 3mal täglich. Er ist ein angenehmes Getränk und eignet sich gut für Neulinge in der Welt der Kräutertees.

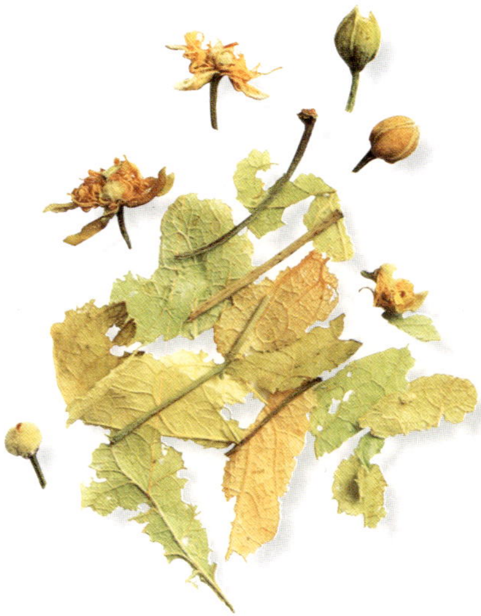

OBEN: ***Bei Ekzemen kann dem Badewasser ein Aufguß aus getrockneten Lindenblüten zugegeben werden.***

HINWEISE

Lindenblüten lassen sich gut mit anderen Kräutern kombinieren: Lindenblüten + Melisse gegen Streß, Lindenblüten + Pfefferminze zur Linderung von Verdauungsstörungen.

Große Brennessel

URTICA DIOICA

Die allgegenwärtige Brennessel. Die jungen Blätter sind die besten.

Wirkung: Eisentonikum, reinigt und frischt das Blut auf, mild harntreibend.
Indikationen: Eisenmangelanämie, Erschöpfung und Lethargie. Ausgezeichnet in Schwangerschaft und Stillzeit; sorgt für angemessenen Eisenspiegel und gute Milchproduktion. Gegen Haarverlust, Nesselfieber und nervöse Ekzeme. Die Wurzeln sollen bei Vergrößerungen der Prostata helfen.
Gegenanzeigen: Keine
Anwendung und Dosis: Der Tee kann nach Belieben getrunken werden. Bei älteren Blättern allerdings besteht Vergiftungsgefahr! Starker Tee oder Essigextrakt als Haarwasser.

HINWEISE

Besonders wirksam bei Frühjahrsmüdigkeit. Schneiden Sie die Pflanzen regelmäßig zurück, um immer frische, junge Blätter zu haben.

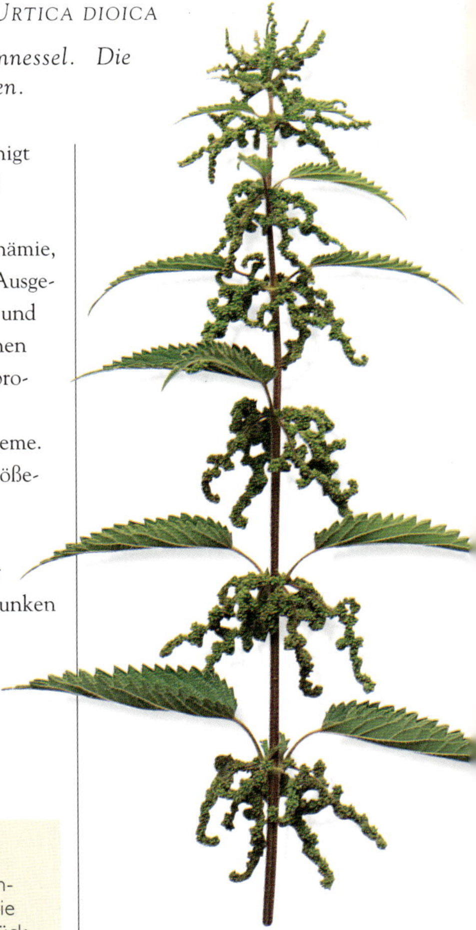

OBEN: ***Brennesseln sind ein wertvoller Lieferant von Eisen und Vitamin C.***

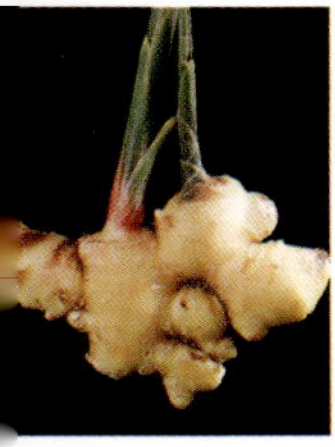

OBEN: ***Man verwendet das Rhizom, den kriechenden Wurzelstock.***

Ingwer

ZINGIBER OFFICINALE

Eine tropische Pflanze. Die Wurzel ist ein beliebtes Gewürz.

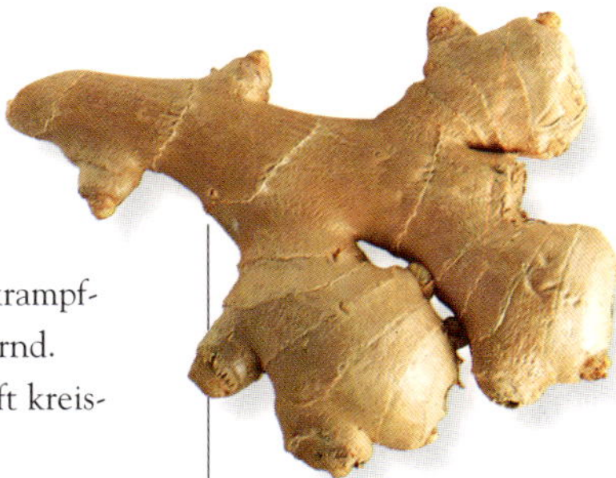

LINKS: ***Bei rauhem Hals hilft eine Gurgellösung mit Ingwerdekokt.***

Wirkung: Wärmend, krampflösend, blähungsmindernd. Hemmt Brechreiz. Sanft kreislaufstimulierend.

Indikationen: Übelkeit, Reisekrankheit, Appetitlosigkeit, schlechte Verdauung. Schüttelfrost. Menstruationsschmerzen.

Gegenanzeigen: Nicht in der Schwangerschaft anwenden!

Anwendung und Dosis: 10 Tropfen Tinktur in Kräutertee oder mit etwas Honig auf einem Löffel vermischt. Die geriebene Wurzel bei Schmerzen und Schüttelfrost als Tee aufgießen. Kandierter Ingwer und Ingwerpulver in Kapseln gegen Übelkeit.

RECHTS: ***Ingwerpulver. Nutzen Sie seine wärmenden Eigenschaften bei einer Massage.***

HINWEISE

Besonders geeignet bei Schüttelfrost und Übelkeit. Die dünn geschnittene frische Wurzel ist in den meisten Fällen besser als das Pulver.

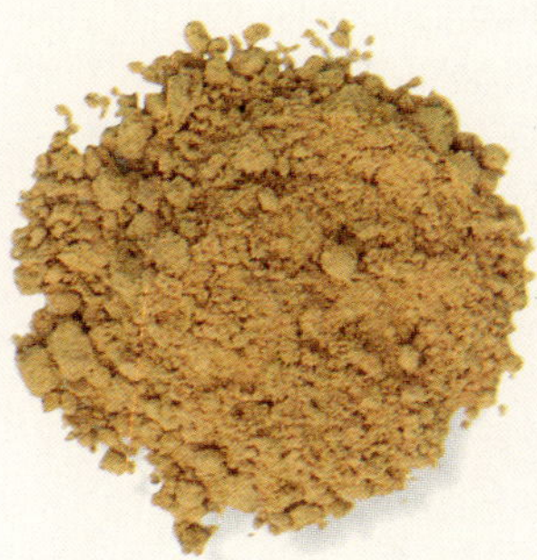

Heim-anwendung

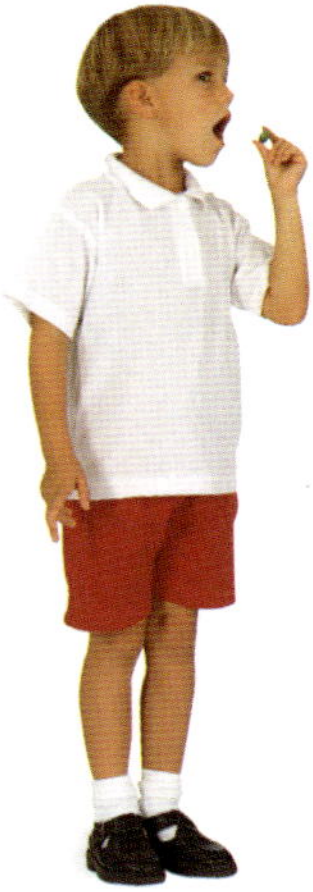

OBEN: ***Kinder mögen Kräuterarzneien wie Eukalyptus- und Honigbonbons.***

Dieses Buch konzentriert sich auf frei verkäufliche und in der Natur vorkommende Pflanzen. Viele der Rezepte werden schon seit Generationen erfolgreich angewendet.

Die Heimanwendung soll den Körper stärken, die Rekonvaleszenz beschleunigen und Beschwerden so erträglich wie möglich machen. Kräuter können Kindern gut durch kleinere Infektionen helfen und ihnen eine stabile Abwehrlage verleihen. Sie unterstützen auch hervorragend ältere Menschen und Rekonvaleszenten.

RECHTS: ***Eine Duftlampe erhitzt das Öl und setzt die ätherischen Bestandteile frei.***

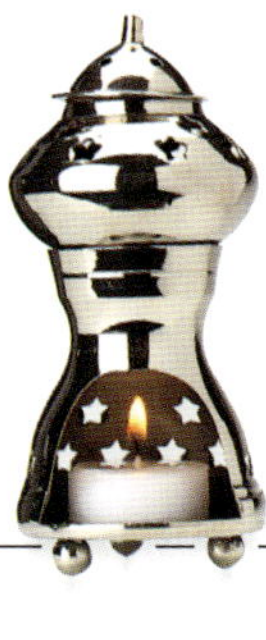

Die Prinzipien der Heimanwendung

- Handeln Sie unverzüglich.
- Wählen Sie die beste Darreichungsform: Tee, Tinktur, Bad etc.
- Beobachten Sie die Wirkung.
- Nehmen Sie Heiltees ohne fachlichen Rat nicht länger als 4–6 Wochen ein. Der Heilphase folgt gewöhnlich eine Gewöhnungs- oder Neutralitätsphase, bisweilen eine Vergiftungsphase!
- Geben Sie dem Kranken viel liebevolle Fürsorge – ein äußerst wichtiger Aspekt der Heimanwendung.
- Wenn sich der Zustand verschlechtert oder plötzlich verändert, suchen Sie professionelle Hilfe.
- Führen Sie Buch, so daß Ihre Fertigkeiten und Ihre Erfahrung wachsen. Dies hilft auch, wenn Sie fremde Hilfe bemühen müssen.

Helfen Sie einem Schwerkranken, indem Sie:

• seine Hände mit Lavendel- oder Kamillenöl einreiben;

• seine Stirn mit einem in Kamillen-, Lavendel- oder Lindenblütentee getauchten Tuch kühlen;

• die Luft in trockenen Räumen mit einem Spray aus Pfefferminz-, Rosmarin- oder Lavendeltee befeuchten, um dem Patienten das Atmen zu erleichtern.

Ältere Menschen

Kräutertonika sind hervorragend für ältere Menschen geeignet und sollten am besten jeden Tag zum Frühstück getrunken werden. Melisse, Kamille, Pfefferminze, Salbei, Rosmarin und Basilikum haben einzeln und in Kombination viele Vorzüge zu bieten.

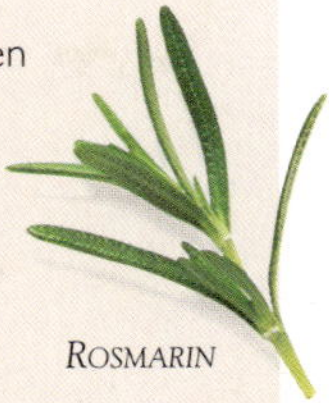

Rosmarin

Schwangerschaft

Viele Kräuter sind für Schwangere unbedenklich, aber es empfiehlt sich, für jeden behandlungsbedürftigen Zustand professionellen Rat einzuholen.

• Himbeere kräftigt im letzten Drittel der Schwangerschaft den Uterus, bedarf aber unbedingt ärztlicher Zustimmung.

• Nelkentee gegen Schmerzen kann sofort mit Beginn der Kontraktionen und auch während der Wehen getrunken werden.

• Ginseng kann zur Energiegewinnung gekaut werden, wenn sich die Wehen erschöpfend in die Länge ziehen.

• Stillende Mütter sollten sich Rat einholen, bevor sie eine neue Behandlung beginnen oder ihre Gewohnheiten ändern.

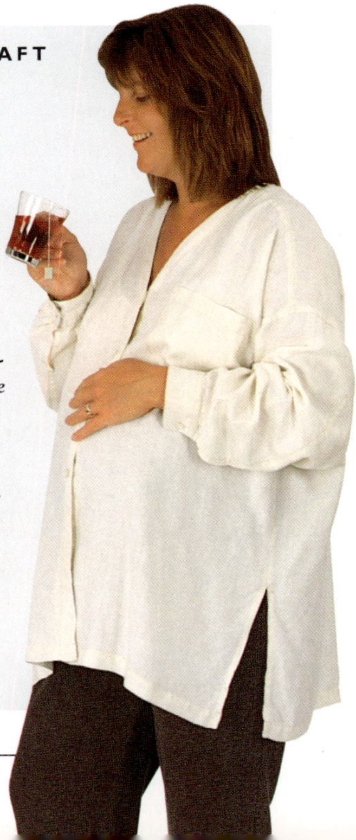

Rechts: ***Himbeerblättertee ist ein traditionelles Tonikum für die Gebärmutter.***

Die Pflanzen-Hausapotheke

Kräuter verlieren ihre Frische, darum müssen sie regelmäßig ersetzt werden. Einige können zu einem haltbaren Sirup oder Öl verarbeitet werden.

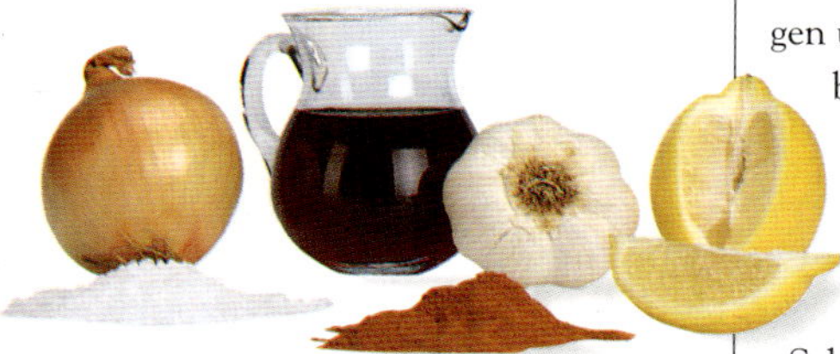

OBEN: ***Sie haben bereits einige Arzneien im Küchenschrank.***

- Vergessen Sie nicht die heilenden Mittel, die Sie schon in der Küche haben: Salz, Pfeffer, Zitrone, Zwiebeln, Knoblauch und Essig. Sie gestatten einen sofortigen Behandlungsbeginn. Eine leichte Salzwasserlösung kann als Spülung für die Augen sowie bei Abschürfungen und Wunden dienen. Eine Prise Cayennepfeffer kann als Abwehr von Schüttelfrost und zur Wärmung bei Unterkühlung in eine Tasse Tee gegeben werden.
- Kaufen Sie einen einfachen Erste-Hilfe-Kasten, um für alle Fälle vorbereitet zu sein.

Besorgen Sie sich:

Die **Rescue Remedy** nach E. Bach. Wirkt unterstützend sofort bei allen Arten von Schock, Unfall oder Trauma.

Ringelblumentinktur: Als kühle Kompresse bei Hitze, Verstauchungen und Schwellungen. Als Salbe bei kleinen Hautverletzungen. Bei leichtem Fieber: 1 TL 3mal täglich.

Erkältungs- und Grippetee: Holunder, Pfefferminze und Schafgarbe. Trinken Sie 3–4 Tassen täglich.

Ingwertinktur: Einige Tropfen in heißem Wasser oder Tee lindern Übelkeit, lösen Krämpfe und wärmen. 1 Tropfen auf 25 ml Öl und 20 ml Wasser für eine Einreibung bei kalten, verkrampften Muskeln und Menstruationskrämpfen.

Nelkenöl: Bei Zahnschmerzen 3 Tropfen in Wasser als antiseptische Mundspülung. Geben Sie bei Muskelschmerzen 10 Tropfen in 25 ml Sonnenblumenöl, und massieren Sie es gründlich ein.

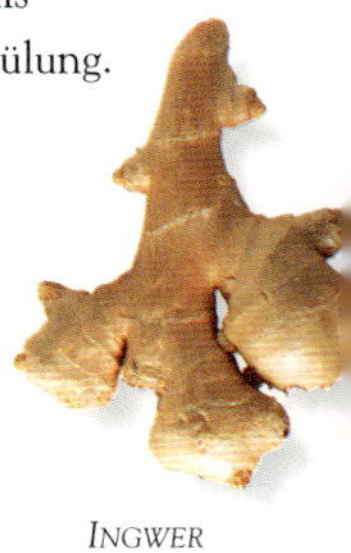

INGWER

JNTEN: ***Die Kräuter-Iausapotheke aus selbst ubereiteten oder ekauften Zutaten***

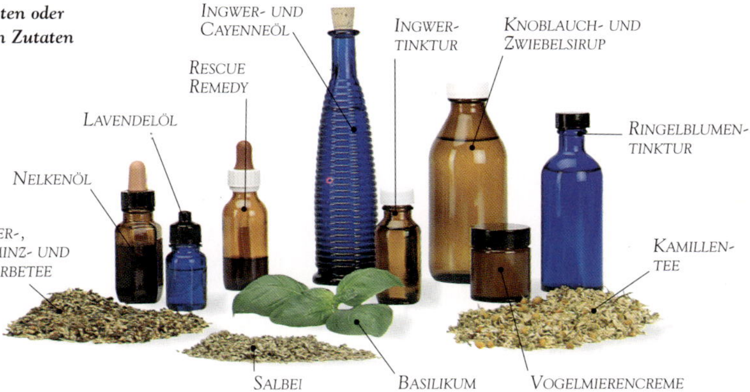

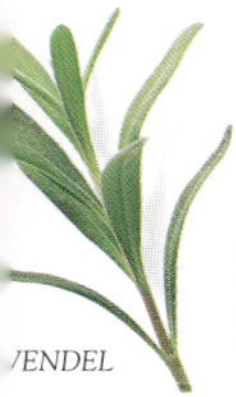
VENDEL

»Heißes« Öl: Ein Kräuteröl aus Ingwer und Cayennepfeffer als Hilfe bei Krämpfen und Muskelschmerzen. Gut einmassieren und dann ein Salzbad nehmen. Auch bei Durchblutungsstörungen der Füße geeignet.

Vogelmieren- oder Ringelblütencreme: Bei trockener Haut und Hämorrhoiden.

Stärkungstee: Zwei Teile Salbei mit einem Teil Basilikum.

Beruhigungstee: Kamillentee bei Rastlosigkeit, Kamille, Lindenblüten und Nelken für ruhigen Schlaf.

Lavendelöl: Mit Wasser verdünnt als antiseptische Spülung für alle Wunden. Bei Streß 2 Tropfen in warmem Wasser als beruhigender Stärkungstrunk.

Salbei: Als Gurgellösung und Mundspülung bei rauhem Hals. Als heißer Tee bei Fieber.

Kamille: Vor allem als Verdauungshilfe.

Hustenarznei: Knoblauch- und Zwiebelsirupe oder Kamille und Thymian.

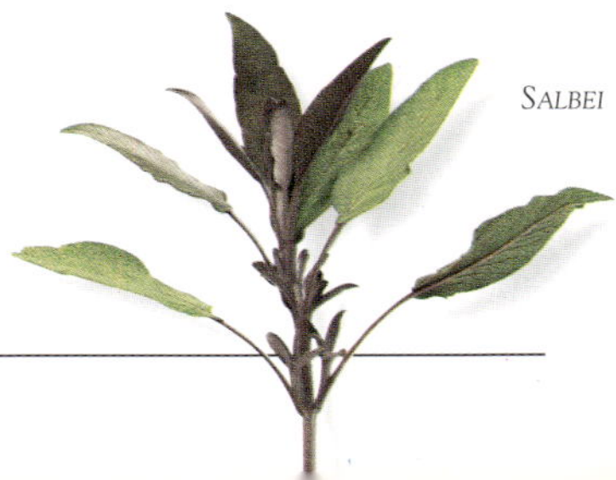
SALBEI

Selbsthilfe

Im folgenden finden Sie einige Beschwerden, die Sie selbst mit Pflanzenarzneien behandeln können.

Erkältungen

- Der traditionelle »Erkältungs- und Grippetee« ist am wirksamsten, wenn er sofort eingenommen wird, da er alle Aspekte einer Erkältung behandelt. Brühen Sie Holunder, Pfefferminze und Schafgarbe zu gleichen Teilen als Tee auf, und trinken Sie 3–6 Tassen täglich.
- Ist der Körper ausgekühlt, fügen Sie eine Prise eines wärmenden Mittels wie Ingwer bei.
- Bei Rastlosigkeit geben Sie Kamille hinzu.

Husten

- Husten kann, je nach Ursache, feucht und mit Auswurf kombiniert oder trocken und reizend sein.
- Thymian und Knoblauch lösen hartnäckigen Schleim und bekämpfen Infektionen.
- Fügen Sie bei Reizhusten beruhigende Kräuter wie Süßholz, Huflattich und Schwarzwurz bei.
- Verwenden Sie eine Brustsalbe aus ätherischen Ölen oder einem Ölauszug aus Thymian, Eukalyptus oder Knoblauch.

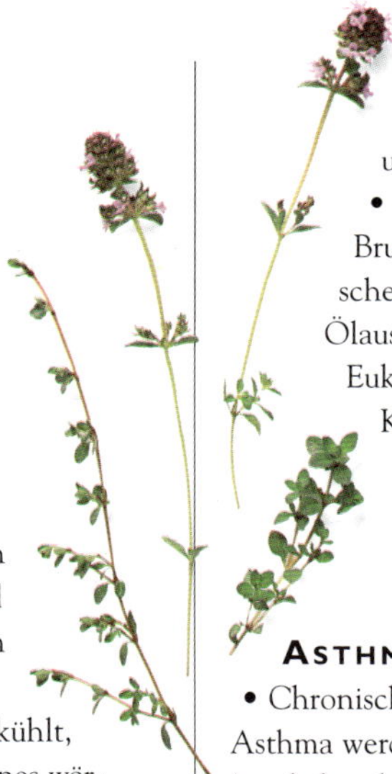

THYMIAN

Asthma

- Chronische Beschwerden wie Asthma werden am besten vom Arzt behandelt. Zu den Hausmitteln zählen aber feucht gehaltene Raumluft und eine Beruhigung der Atemwege durch eine Inhalation aus ätherischen Ölen und Wasserdampf oder mit einer Duftlampe.
- Lavendel beruhigt, während Thymian und Anis den Schleim lösen und die Atemwege entspannen.
- Auch Thymiantee mit Honig ist sehr gut für Asthmatiker.

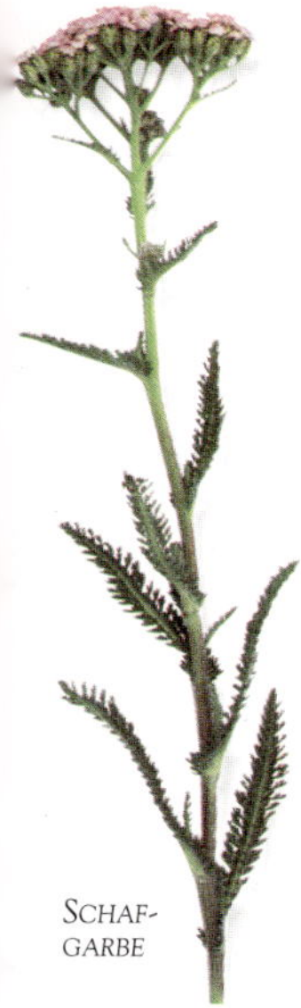

SCHAF-GARBE

FIEBER

• Der Körper erhöht beim Kampf gegen eine Infektion seine Temperatur.

• Bei Fieber ohne Schweißbildung Salbei, Echte Katzenminze, Holunder und Schafgarbe nach Belieben als heiße Tees trinken.

• Verwenden Sie kühle Kompressen und Wadenwickel z. B. mit Apfelessig und Wasser, um die Temperatur zu senken.

KOPFSCHMERZEN

• Streßbedingte Kopfschmerzen können mit starkem Kamillentee gelindert werden.

• Rosmarintee wirkt am besten bei Kopfschmerzen in Zusammenhang mit Magenproblemen. Das äußerst giftige Mutterkorn gegen Migräne nur nach Verordnung durch den Therapeuten anwenden!

• Oft helfen auch Kompressen auf Stirn oder Nacken.

• Verwenden Sie in Wasser verdünnte Lavendel- oder Orangenblütenöle.

GRIPPE

• Gehen Sie wie bei Erkältungen vor (siehe oben).

• Grippe wird durch Viren verursacht. Sie sollte ernst genommen werden. Ziehen Sie einen Arzt hinzu.

• Arbeiten Sie nicht, während Sie krank sind. Nehmen Sie sich Zeit zur Erholung.

• Echinacea-Produkte stärken die Immunabwehr. Trinken Sie Salbeitee zur Rekonvaleszenz.

HEUSCHNUPFEN

• Stärken Sie einige Wochen vor Beginn der Pollenflugsaison Ihre Widerstandskraft mit einem Tee aus Holunder und Schafgarbe.

• Kühlen Sie juckende Augen mit einer Kompresse aus Holunder, Augentrost oder Kamille. Augentrosttee oder -kapseln lindern die Symptome.

• Oft hilft Honig aus der Region: 1 TL täglich vor und während der Saison.

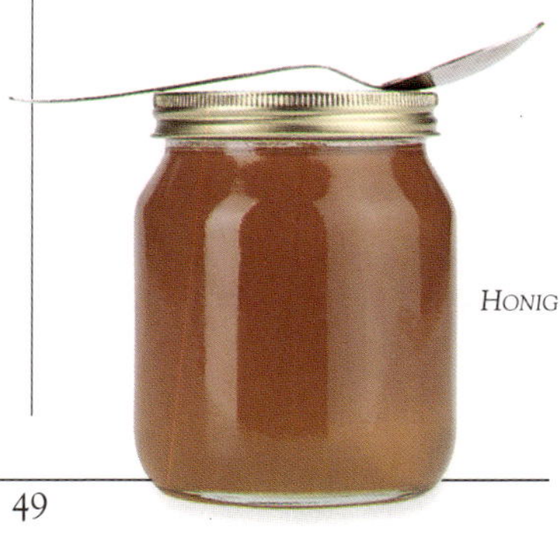

HONIG

Haarausfall und Kahlköpfigkeit

- Man kann einiges tun, um den Zustand der Kopfhaut zu verbessern und vorzeitigen Haarausfall zu bremsen.
- Verbessern Sie die Durchblutung, indem Sie täglich, aber nicht länger als 6 Wochen Rosmarintee trinken. Massieren Sie die Kopfhaut mit Ingwer- oder Bockshornkleeöl und spülen Sie sie mit Brennesselessig.

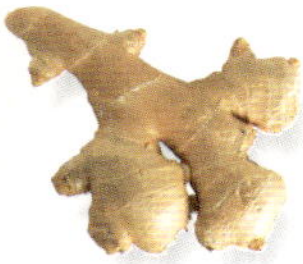

Ingwer

Schuppen

- Verbessern Sie die Durchblutung der Kopfhaut mit Rosmarin sowohl als Tee wie auch als Einreibung. Reiben Sie die Kopfhaut bei trockenem Haar vor dem Waschen mit Rosmarinöl ein. Geben Sie bei fettigem Haar Rosmarinessig oder einige Tropfen ätherisches Rosmarinöl ins Spülwasser.

Ekzeme

- Starker Ringelblumen- oder Kamillentee als Lotion oder Badezusatz für Kleinkinder wirkt lindernd.
- Meiden Sie Seife. Verwenden Sie statt dessen eine milde Creme zum Waschen. Tragen Sie bei trockener Haut nach dem Bad Ringelblumenöl auf.
- Eine hilfreiche Teemischung besteht zu gleichen Teilen aus Löwenzahnwurzel, Klettenwurzel und Nelkenblüten.

Gesichtsherpes

- Handeln Sie, sobald sich das erste Brennen einstellt.
- Eine sofort aufgetragene Johanniskrauttinktur sollte den Herpes im Frühstadium am Erblühen hindern.
- Ist der Herpes ausgebrochen, kann man sparsam eine Myrrhetinktur auftragen, um ihn auszutrocknen. Überprüfen Sie Ihren allgemeinen Gesundheitszustand und reduzieren Sie Belastungen.
- Gesichtsherpes ist ansteckend – waschen Sie sich nach dem Auftragen einer Lotion sorgfältig die Hände, und benutzen Sie immer ein eigenes Handtuch.

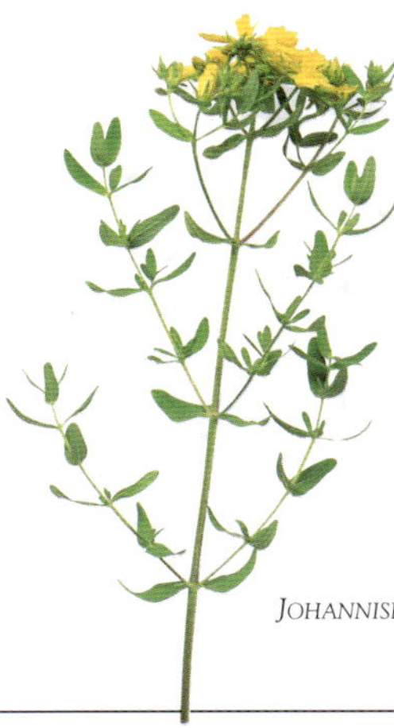

Johanniskraut

Allergien

• Meiden Sie bekannte Allergene.
• Stärken Sie die betroffene Körperregion über einige Wochen hinweg mit täglich 2 Tassen tonisierenden Tees (die Nebenhöhlen mit Holundertee, den Magen mit Kamille, Lindenblüten und einem wärmenden Verdauungsförderer wie Kardamom) und die Haut mit Kamillespülungen und Rosmarin im Badewasser.
• Wenn Sie unter einer plötzlichen allergischen Reaktion leiden, nehmen Sie die *Rescue Remedy* (S. 46).

Zellulitis

• Zellulitis reagiert auf Massagen, Abbürsten der Haut und reichlich Flüssigkeit.
• Massieren Sie mit Wacholderöl, und trinken Sie einen reinigenden Tee aus Kräutern wie Ringelblume.

Depressionen

• Melisse ergibt einen sanften Tee, um Geist und Körper auszubalancieren.
• Suchen Sie Gründe für die Depression und prüfen Sie Ihren allgemeinen Gesundheitszustand.
• Suchen Sie professionelle Hilfe, wenn der Zustand andauert.

Ohnmacht

• Lockern Sie die Kleidung am Hals des Ohnmächtigen, und beleben Sie ihn, indem Sie ihn die Aromen ätherischen Rosmarinöls oder frischen, zerdrückten Rosmarins einatmen lassen.
• Lassen Sie ihn anschließend eine Tasse Kamillentee mit einer Prise Cayennepfeffer trinken.

Neuralgie

• Lassen Sie einen Zahnarzt Zähne, Biß und Kieferstellung untersuchen.
• Mischen Sie ein Massageöl mit ätherischem Lavendel- und Rosmarinöl an. Diese Kräuter können auch als Tee getrunken werden.
• Auch Kamille hilft. Eine Kompresse mit warmem Apfelessig kann Linderung bringen.
• Massieren Sie Cayenneöl bei, durch Erkältung und Gürtelrose verursachter Neuralgie.

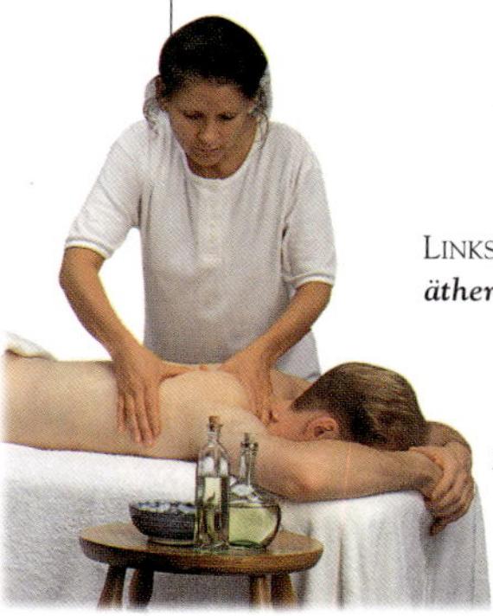

LINKS: ***Eine Massage mit ätherischen Ölen lindert viele Beschwerden, einschließlich Neuralgie, Rheumatismus und Arthritis.***

Schlaflosigkeit

- Bei leichter Rastlosigkeit: Kamillentee, da er Magen und Körper wärmt und entspannt.
- Ebenfalls wirksam ist ein Tee zu gleichen Teilen aus Kamille und Lindenblüten. Geben Sie bei Bedarf für eine schmerzlindernde Wirkung 4 Nelken hinzu.
- Verwenden Sie ein Lavendel- oder Hopfenkissen.

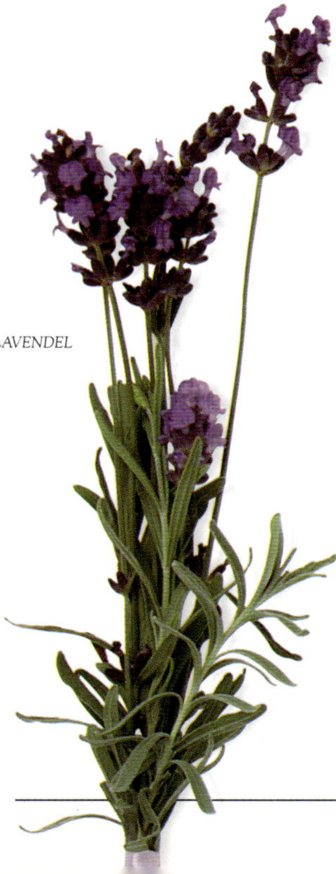

Lavendel

Stress

- Viele Dinge im Leben können Streß, Ärger und Spannung verursachen. Die Kunst besteht darin, damit umzugehen zu lernen und den Ärger sich nicht aufstauen zu lassen.
- Mittel zur Streßbewältigung sind Entspannungstees aus Kamille und Lindenblüten, Lavendelbäder, Meditation, regelmäßige Bewegung, Yoga und Zeit zum Ruhen.

Chronisches Müdigkeits-Syndrom

- Es sollte, wie die meisten chronischen Beschwerden, von einem Arzt behandelt werden. Hausmittel sind unter anderem Salbei und Sonnenhut, um bei Kräften zu bleiben, Johanniskraut und Kardamom, um eine mögliche

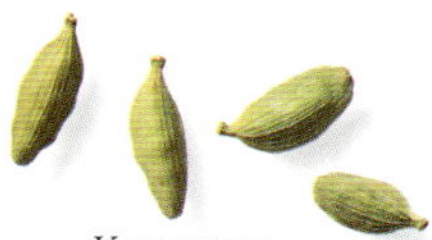

Kardamom

Depression zu lindern, und Zimt zum Aufwärmen.
- Lavendel- oder Thymianöle im Badewasser beruhigen schmerzende Muskeln.
- Wichtig ist auch tiefes Durchatmen: hier helfen Inhalationen.

KATER

- Trinken Sie viel Wasser, um den Körper zu rehydrieren.
- Ingwer- und Kamillentee mit einem Spritzer Zitronensaft und einem TL Honig lindern Übelkeit und Kopfschmerzen.
- Vorbeugen ist immer besser – trinken Sie vor dem Schlafengehen 2–3 Gläser Fruchtsaft und Wasser, wenn Sie zuviel Alkohol getrunken haben.

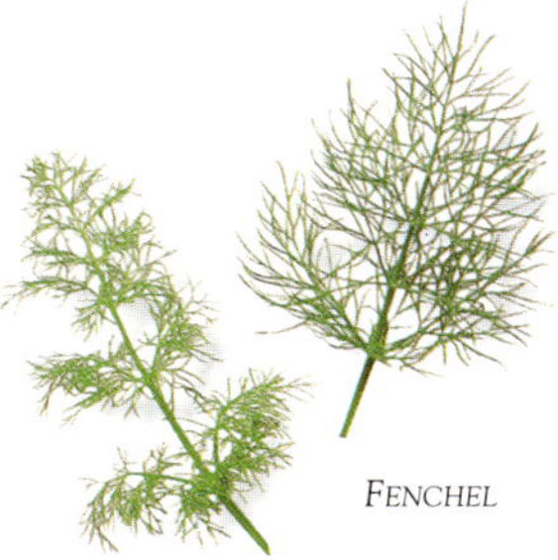

FENCHEL

VERDAUUNGSSTÖRUNGEN

- Trinken Sie nach den Mahlzeiten oder bei Völlegefühl Pfefferminz- oder Fencheltee.
- Unterstützen Sie Ihre Verdauung mit abführenden Kräutern wie Löwenzahn, Enzian und Wermut, die Sie 20 Minuten vor einer Mahlzeit einnehmen.
- Ein kalter Magen kann mit einem Zusatz von 3 Kardamomkapseln oder einer Prise Ingwer oder Cayennepfeffer gewärmt werden.

SODBRENNEN

- Vermeiden Sie gehetztes oder spätes Essen, exzessiven Alkoholgenuß sowie fette und stark gewürzte Speisen.
- Nehmen Sie sich Zeit zum gründlichen Kauen.
- Fuchsulmen-Getränke oder -tabletten vor der Mahlzeit beruhigen den Magen. Mädesüßtee und Lakritzstangen reduzieren den Säuregehalt.
- Geben Sie bei Streß und Gastritis Kamille hinzu.

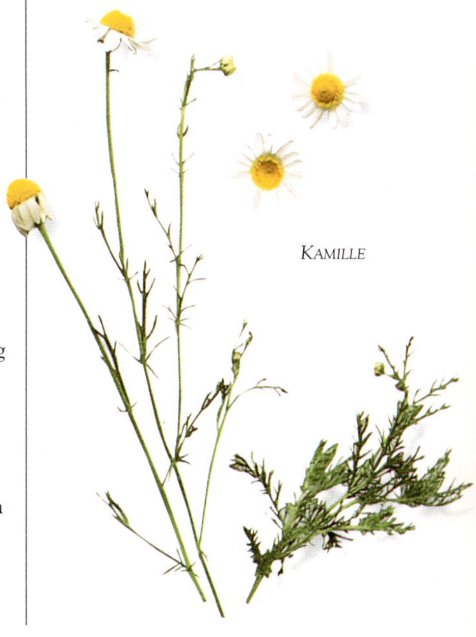

KAMILLE

Übelkeit

- Ingwertee oder ein Stück kandierter Ingwer wärmen den Magen und lindern die Übelkeit.
- Das Gleiche gilt bei Reisekrankheit.
- Anhaltende Übelkeit kann ein Anzeichen für eine Leber- oder Magenerkrankung sein: Suchen Sie einen Arzt auf, und trinken Sie Löwenzahnwurzelkaffee oder -dekokt.

Verstopfung

- Unausgewogene Ernährung, ein gesetzter Lebensstil und innere Belastung können zu einer trägen Verdauung führen.
- Hier können natürliche Abführmittel wie Pflaumen, Feigen und Fruchtsäfte sowie die natürlichen Ballaststoffe von Naturreis und Gemüse helfen. Trinken Sie viel Flüssigkeit.
- Ampfertee und verdauungsfördernde Kräuter helfen, den Tonus des Verdauungstrakts zu verbessern.

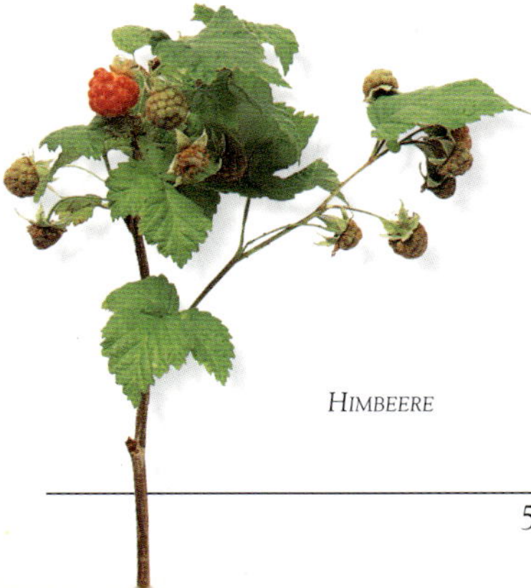

Himbeere

Durchfall

- Nehmen Sie bei akutem Durchfall Kohletabletten ein, um die Giftstoffe zu binden.
- Einige Tropfen Myrrhetinktur in Wasser bekämpfen Infektionen.
- Verwenden Sie bei chronischem und nervösem Durchfall Kamille oder Ringelblume, die mit einem beruhigenden und stärkenden Kraut wie Himbeerblättern gemischt sind.
- Karottensaft oder -suppe ist besonders bei Kleinkindern sehr hilfreich.

Anämie

- Ernähren Sie sich abwechslungsreich, und essen Sie regelmäßig.
- Trinken Sie Brennesseltee, und bereiten Sie die jungen, grünen Spitzen als Spinat zu.
- Eisenhaltige Nahrungsmittel wie Spinat, Melasse und Aprikosen sollten Teil der Ernährung sein.

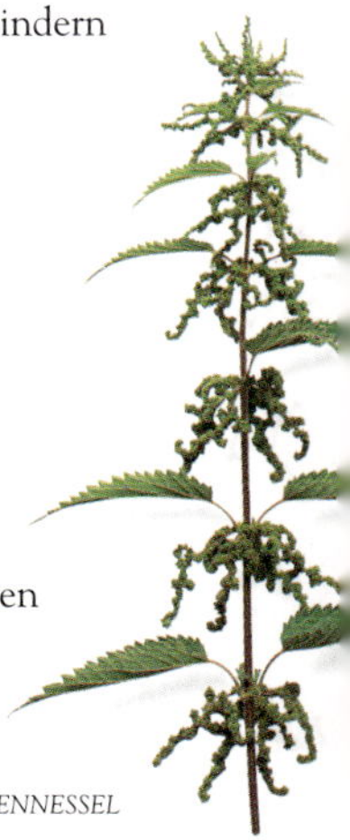

Brennessel

- Chinesische Engelwurz *(Angelica sinensis)* ist ein traditionelles Mittel gegen Anämie bei Frauen, bedarf aber therapeutischer Aufsicht.

KRÄMPFE

• Ein anhaltender Krampf kann auf Mineralstoffmangel zurückzuführen sein.

• Fördern Sie die allgemeine Durchblutung mit Weißdorn- oder Rosmarintee. Gemeiner Schneeball ist besonders als Sofortmaßnahme geeignet: halten Sie die Tinktur vorrätig und nehmen Sie bei Bedarf 2–3 TL ein.

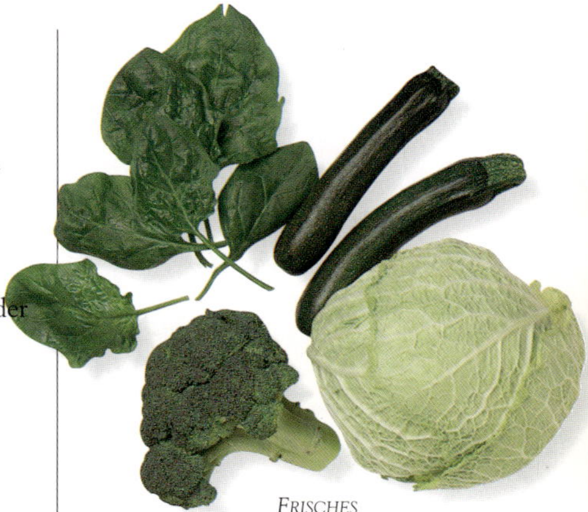

FRISCHES GRÜNES GEMÜSE

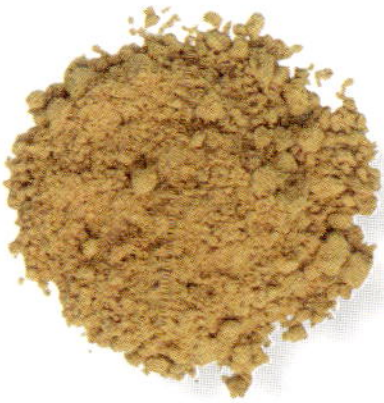

CAYENNE-PFEFFER

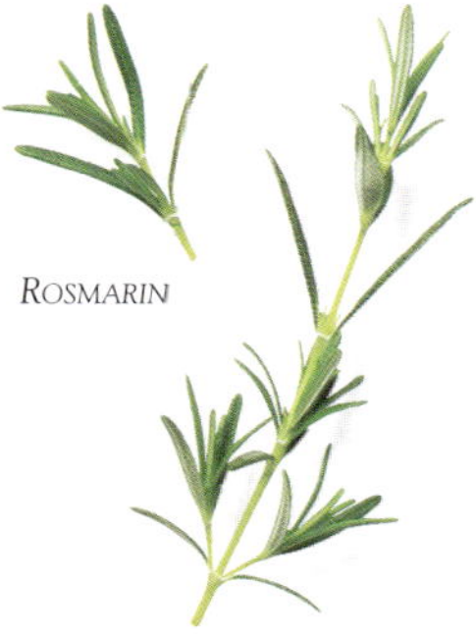

ROSMARIN

GICHT

• Essen Sie reichlich frisches Gemüse und meiden Sie eiweißreiche Nahrungsmittel wie Fleisch und Meeresfrüchte.

• Trinken Sie viel Wasser und reinigende Tees.

• Lindern Sie akute Entzündungen mit einer Kompresse aus zerdrückten Kohlblättern.

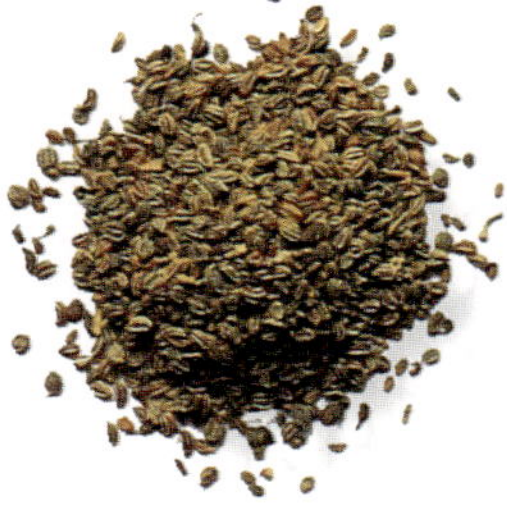

Krampfadern

• Vermeiden Sie, über längere Zeit hinweg zu stehen, zu sitzen oder die Beine übereinanderzuschlagen. Fördern Sie die Durchblutung der Beine mit einfachen Spannungs- und Entspannungsbewegungen der Zehen und mit regelmäßigen, kurzen Spaziergängen.

• Eine kühle Kompresse aus Zaubernuß, Ringelblume oder Kamille hilft. Trinken Sie Schafgarbetee.

Hämorrhoiden

• Hier helfen besonders Schöllkraut oder Scharbockskraut. Bereiten Sie im Frühjahr eine Salbe zu.

• Zerdrückte Vogelmiere oder eine Kompresse aus Ringelblume oder Kamille lindern das Hitzeempfinden und den Juckreiz.

• Vermeiden Sie Verstopfung.

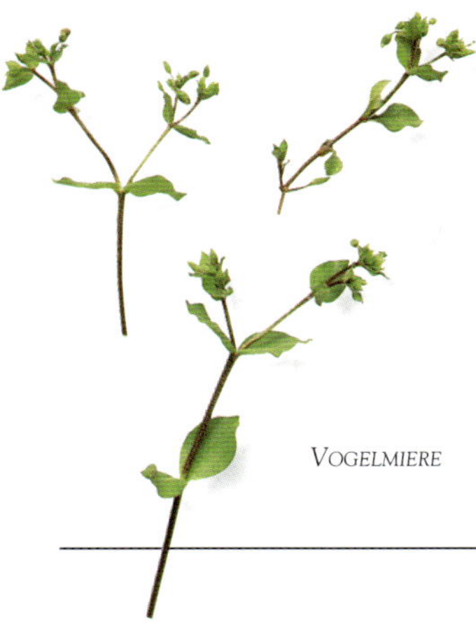

Vogelmiere

Arteriosklerose (Gefässverhärtung)

• Sie ist, zusammen mit Streß, der Hauptgrund für hohen Blutdruck. Arteriosklerose läßt sich durch regelmäßige Bewegung und reichlich Knoblauch in der Nahrung verhindern.

• Hören Sie auf zu rauchen, da es die Symptome verschlimmert.

• Trinken Sie regelmäßig Kräutertees aus Weißdorn, Schachtelhalm oder Lindenblüten.

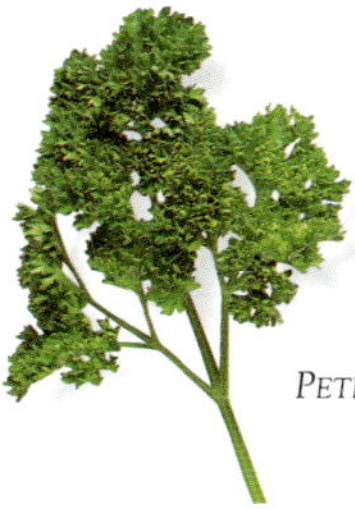

Petersilie

Menstruationsbeschwerden

• Trinken Sie zur Vorbeugung gegen Krampfschmerzen regelmäßig Ringelblumen- und Himbeerblättertee.

• Schneeball- und Ingwertee lindern akute Anfälle.

• Mönchspfeffertee oder -tabletten gleichen den Hormonhaushalt aus und lindern das PMS (Prämenstruelles Syndrom). Schlüsselblumenöl und Salbeitee können bei geschwollenen Brüsten helfen.

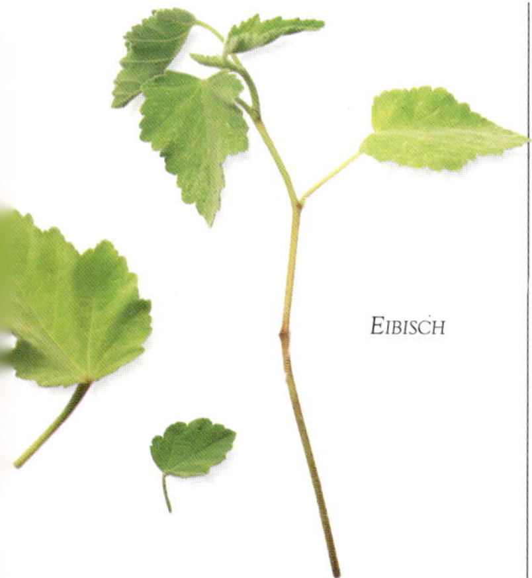

EIBISCH

• Trinken Sie bei Wassereinlagerung Petersilientee.

ZYSTITIS (BLASENENTZÜNDUNG)

• Trinken Sie zur Vorbeugung reichlich Wasser.

• Ein TL Zitronensaft oder Speisenatron, in Wasser aufgelöst, kann Linderung bringen.

• Kräutertees sind sehr wirksam: Sie sollten eine harntreibende Komponente wie Löwenzahnblätter enthalten sowie einen Harnreiniger wie Thymian oder Moosbeeren und ein beruhigendes Kraut wie Eibisch oder Gerstenwasser.

PILZBEFALL DER MUNDSCHLEIMHAUT (CANDIDAMYKOSE)

• Thymian, Myrrhe oder Salbei als Mundspülung

• Johanniskrauttinktur als Spülung

• Geben Sie 15 Tropfen ätherisches Teebaumöl ins Badewasser.

• Meiden Sie Nahrungsmittel, die die Erkrankung verschlimmern, wie Hefe, Brot, Käse und Zucker.

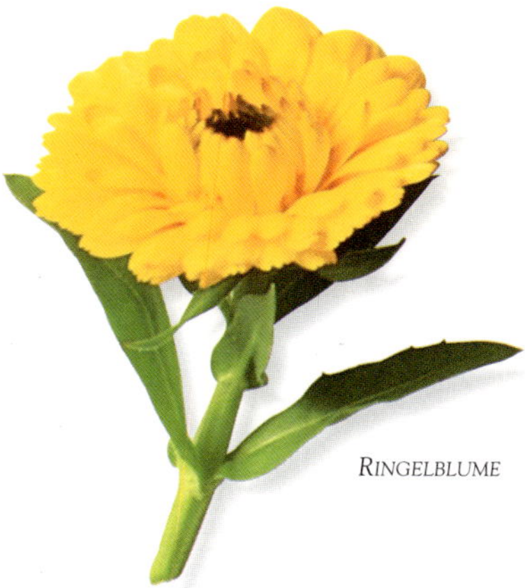

RINGELBLUME

• Nehmen Sie regelmäßig Joghurt mit lebenden Kulturen und Ringelblumentee zu sich.

ARTHRITIS UND RHEUMATISMUS

• Eine Einreibung aus Wacholdertinktur und Beinwellöl

• Bei geschwollenen Gelenken eine Kohlblattkompresse

• Petersilientee, Selleriesamentee und Löwenzahnkaffee unterstützen die Heilung.

• Weidenrinden-Abkochung lindert Entzündungen.

Glossar

Viele der in diesem Buch verwendeten Begriffe werden Ihnen geläufig, andere vielleicht neu sein. Zum Verständnis der Pflanzenheilkunde ist ihre Kenntnis unerläßlich.

ADSTRINGENTIEN
die Blutgefäße zusammenziehende Mittel

ANALGETICUM
schmerzstillendes Mittel

ANTHELMINTHIKUM
Mittel gegen Parasiten

ANTIEMETIKUM
Mittel gegen Erbrechen

ANTIHIDROTIKUM
Mittel zur Hemmung der Schweißsekretion

ANTIMYKOTIKA
Mittel gegen Pilzerkrankungen

ANTISEPTISCH
keimtötend

ANTIVIRAL
gegen Viren gerichtet

DIURETISCH
harntreibend

DYSFUNKTION
Störung im funktionellen Ablauf

FLATULENZ
Blähungsdrang

HÄMOSTATISCH
fördert die Blutgerinnung

IMMUNSTIMULANTIEN
Substanzen, die die Wirkung des Immunsystems steigern

LAXATIVUM
mildes Abführmittel

SEDATIVUM
nervenberuhigendes Mittel

STIMULANTIEN
anregende Mittel

TONISCH
stärkend

SPASMOLYTIKUM
krampflösendes Mittel

UMSTIMMUNG
Veränderung der Ausgangslage

Literatur

Krug, E.: LEXIKON DER NATURHEILKUNDE, Heidelberg

Pschyrembel: WÖRTERBUCH NATURHEILKUNDE, Berlin

HANDBUCH DER NATURMEDIZIN, Berlin

GESUNDHEITSLEXIKON NATÜRLICHE HEILMITTEL, Nycn

Bei der Könemann Verlags GmbH, Köln, sind erschienen:

Shealy, C.: DIE GROSSE ENZYKLOPÄDIE DER HEILKUNDE

Sutcliffe, J.: DIE GROSSE ENZYKLOPÄDIE DER ALTERNATIVEN HEILMETHODEN

Adressen

Bundeszentrale
für gesundheitliche Aufklärung
Ostmerheimer Str. 220
51109 Köln
Tel. 0221-89920
Fax 0221-8992-300

Fachverband Deutscher
Heilpraktiker e.V.
Maarweg 10
53123 Bonn
Tel. 0228-611049
Fax 0228-627359

Freie Heilpraktiker e.V.
Berufs- und Fachverband
Sternwartstr. 42
40223 Düsseldorf
Tel. 0211-901729-0
Fax 0211-3982710

Gesellschaft für
Naturheilkunde e.V.
Postfach 40 20 27
80720 München
Tel. 089-3086626

Ökologischer Ärztebund e.V.
Braunschweiger Str. 53b
28205 Bremen
Tel. 0421-4984251
Fax 0421-4984252

Zentralverband der Ärzte für
Naturheilverfahren e.V.
Alfredstr. 21
72250 Freudenstadt
Tel. 07441-2121
Fax 07441-87830

In der gleichen Reihe

❃

ALEXANDER-TECHNIK

ALTERNATIVE MEDIZIN

AROMATHERAPIE

BACHBLÜTENTHERAPIE

CHINESISCHE KRÄUTERHEILKUNDE

ERNÄHRUNGSTHERAPIE

HOMÖOPATHIE

MASSAGE

NATÜRLICHE HAUSMITTEL

REFLEXZONENTHERAPIE

SHIATSU

VITAMINE UND MINERALSTOFFE

YOGA